LOCUS

LOCUS

LOCUS

LOCUS

Smile, please

smile 112

吃飽才會瘦

作　　　者　洪繡巒
責任編輯　心岱、繆沛倫
封面設計　蔡怡欣
美術設計　一瞬設計
法律顧問　全理法律事務所董安丹律師
出 版 者　大塊文化出版股份有限公司
　　　　　台北市 105 南京東路四段 25 號 11 樓
　　　　　www.locuspublishing.com
　　　　　讀者服務專線：0800-006689
　　　　　TEL：(02) 87123898　FAX：(02) 87123897
　　　　　郵撥帳號：18955675
　　　　　戶名：大塊文化出版股份有限公司
　　　　　e-mail:locus@locuspublishing.com

總 經 銷　大和書報圖書股份有限公司
地　　　址　新北市新莊區五工五路 2 號
　　　　　TEL：(02) 89902588 (代表號)　FAX：(02) 22901658
製　　　版　瑞豐實業股份有限公司
初版一刷　2013 年 4 月
定價：新台幣 300 元
版權所有　翻印必究

ISBN 978-986-213-431-3
Printed in Taiwan

國家圖書館出版品預行編目 (CIP) 資料

吃飽才會瘦 / 洪繡巒著 .
　-- 初版 . -- 臺北市：大塊文化，2013.04
　　面；　公分 . -- (Smile；112)
　ISBN 978-986-213-431-3(平裝)
　1. 減重

411.94　　　　　　　　　　　　102005323

吃飽才會瘦

管理大師
洪繡巒 著

目錄

前言

減肥——女人終生的志業

永不完結的減重循環

如果我說，大部分的女人一輩子都在與體重抗衡，「減肥」似乎是女人終生的志業，也是多數女人的惡夢。相信百分之八十以上的女性同胞都會舉雙手狂呼：「沒錯！我也是！有人可以教我嗎？」

我與多數女性朋友一樣，自從二十八歲以後，一輩子都在階段性的減重循環中，早年試過「油魚減肥法」，每天排出一大堆味道難聞的油脂，日復一日的油魚吃到快吐了，減了幾公斤，停止又復胖了；蘋果餐叫你連吃三天蘋果，減了兩公斤但終非長久之計；「蔬菜湯減肥法」法開出十一種蔬菜熬湯，似乎較為健康，但你試個十天看看，即使熬得下去，痛苦指數也會直線上升；我減重過程中，唯一的好處是絕不碰減肥藥，所以沒

把身體搞砸，但這些琳瑯滿目的減肥法，等你停止進行後，會促使體內的「狂吃慾」上升，即使像我自認為是十分節制的人也會「縱慾」，以至於體重在不知不覺中回升，而且「一定」比你減重前的體重更重，所以人「越減越肥」之說不是沒有道理的。

二〇〇六年我也曾經借助中醫針灸減肥，為期三個月，針灸加上每次回診扎針震動電療，減少飢餓感，因為規定的食物少得可憐，每次只有小巴掌的一點肉，一點燙的青菜，澱粉、油脂幾乎排除，想想看，即使不扎針，單單這樣吃也會瘦下來的；然而，減重過程實在是酷刑，看到東西不能吃，聞到香味猛吞口水，我們在壓抑身體的願望，虐待自己，但咬緊牙根撐了三個月，終於減了九公斤，由七十公斤減到六十一公斤；開心極了，但問題連續出現，那年身體檢查時，我的骨質密度第一次出現衰退，而多年來，我的骨質密度一向健康良好，這是骨質疏鬆的前兆，另外，當年赴歐洲參加國際會議做活動時，居然被夥伴一推就倒，而且些許暈眩，自詡身強體壯的我還被揶揄了一番——妳太弱了。我回想問題根源，終於找出答案，減重過程中醫生並未囑咐補充鈣質及維他命，食物又缺乏足夠蛋白質及

油脂，營養不均導致鈣質流失，這是第一次減重過程後感到健康受到威脅。

回國後，我開始補充營養，心想健康比較重要，不知不覺中體重「似乎」慢慢回升，這期間根本「不敢」量體重，我的「苗條」身材只維持了一年又復胖了，而且，比先前減重前還多了兩公斤。

此時，體重升高，血壓也跟著升級，因長期旅行、演講、輔導企業，挑戰極大，無形的壓力也大，導致必須開始服用降血壓藥物。我只能遵從醫師指示，聽說血壓藥一開始服用，終生不能停，然而，內心始終抗拒，不肯接受這個事實。

扶輪社的社友告訴我，他雖然體重沒有超標，但血壓過高，參加了 X 醫院的新起點課程，結果血壓恢復正常可以不吃藥了；為了降血壓不吃藥，我報名參加了兩個星期的集中訓練課程，這對我而言是很大的「時間」投資，因為工作非常繁忙，要騰出整整二週實在很不容易，可見我是很有決心的。

這個課程的安排訓練其實是很好的，一大早起床先做一小時快走，流了一身汗排毒，回宿舍沖了澡再吃早餐，然後開始一天的健康認知課程，晚上吃完晚餐還有一堂課才熄燈就寢；這個醫院只供應素食，當然這個減重課程也全部素食，餐餐有水果、蔬菜、黃豆類及澱粉類，他們主張三餐都要吃得很飽，特別是澱粉不可少，所以番薯、芋頭、玉米、馬鈴薯、南瓜等餐餐都得吃，那兩個星期可能是我有史以來澱粉吃得最多的時間，只是吃素食的選擇較少，菜式變來變去千篇一律，一個星期後好多人開始想念吃肉的日子了，偏偏其中一位營養師天天都批評吃肉者的罪惡，連授課時也公開嚴辭批判吃葷會下地獄，似乎非把學員嚇得以後變成素食不可，我對她的行為極度反感，吃葷吃素是個人選擇，她的言論不管立場態度都是偏激的，何況吃素對身體是否真的健康也引起很多爭議，當時因為該院院長與我們同梯當學生，我終於忍不住向她抗議，那位肇事者才終於閉嘴，然而有趣的是，人的反應是非常極端的，她越壓抑吃葷者，讓學員越想吃肉吃魚，當時身處偏遠訓練營地，周遭無處可去，否則，我相信很多人會偷跑犯戒嚐鮮去。

但是，「集中營」訓練畢竟有其「集中效果」，每天早上一小

時快走操練及規律的生活（晚上十點以前就寢），在訓練終了之前的檢測，每個學員都有進步，無論血壓或體重，都降下來了，有一對夫妻，體重雙雙降了五公斤之多，我雖然只降一、五公斤，但血壓確實降下來了。

回來後雖然沒有遵循素食，但每天持續走四十分鐘，最多降了四公斤，但旅行演講，國內外外食的機會也多，曾幾何時又回復體重了。

第 *1* 章

有強烈動機才會瘦

改變——不丹之行的啟示

因為體重過重問題，對於生命沒有立即的危險，除非過分嚇人，已成病態，否則，一般人不會感受太大的威脅，所以，不會把肥胖列為「生病」去醫治，大半是得過且過，任其發展壯大，等到身體出現病徵時，還是因循苟且，束手就縛。

事實上，肥胖應視之為「慢性疾病」而認真看待，並以嚴謹的態度去思考、面對、迎戰、消除；經歷多次的減重經驗，看到、聽到很多減肥失敗的實例，我開始遍讀國內外眾多減重書籍，搜集各方資料，以管理專家的敏銳探討，深入研讀各方理論實驗，一個困惑的問題縈繞腦際，究竟有沒有可以吃飽又能減肥的妙方？如果有的話，那豈不是所有人類的福音？我講究實證，決定以自己的身體實驗做基礎，一般人總認為以我的年紀而言，

基礎代謝率下降，循環不好，身體老化是「應該的」，可是，我雖然體重過重，但身體循環、活力各方面都非常好，外表看起來年輕至少十五歲以上，所以，我確信，身體是可以藉由調理而活化的。

我決心要減重到標準體重，恢復到三十歲以前的苗條身材，而且要把這個寶貴的經驗寫成書，以造福世人，讓他們可以吃飽、健康、開心地減肥，絕不虐待自己。

事實上這個志業在二○○九年三月中旬就已開始，取名飽（保）瘦力活動，認真執行、記錄三餐飲食、體重、血壓等，並拍照將每日飲食建檔，然而，直到五月上旬，我由七十三公斤降到七十一公斤，效果不是很明顯；這期間我採取的方法是三餐都吃飽，飲食均衡，盡量自己料理，也很健康，我每日盡可能走四十分鐘或騎室內腳踏車三十分鐘，但為何成效不彰？到了五月之後旅行、演講頻繁，慢慢地，我的毅力開始鬆散，所以，這階段算是失敗了。

到了年底，我加入了一樁錯誤的投資，經營廚藝教室，投入所

有精力、時間，常工作到晚上十點鐘，課程結束後，加上上課時要試老師的菜，試學生的菜，所以吃得也多，甜點課時不只上課試吃，留下來的巧克力、蛋糕更是解壓的良伴，不到一年的時間，我的體重不知不覺增加了八公斤，壓力也讓血壓升高異常，不得不恢復用藥的日子。所幸一年後，認賠退出，捨棄辛苦建立的一切，拱手讓人，也因此才能重拾健康。

但真正讓我驚覺事態嚴重，下定決心減重的，是二〇一〇年六月的不丹之行。

我在卸下廚藝教室負責人的重擔之後，虧損了幾百萬雖然心疼，但是，我是一個拿得起放得下的人，總覺得冥冥之中，心中有個光明的指引；上天對人是很公平的，當你失去很多財富時，另一方面無形甚或有形的補償卻悄悄翩然而至，所以，「放下的當下」即是「擁有的當前」。

在「放下」的隔日開始終於「有時間」去誠品喝下午茶了，當時與我一起喝茶的友人十分佩服我的豁達；所以，如果有人問我遭遇困境時，要如何面對，我會以經驗告訴他們，面對→思

考→權衡，然後「迅速」停損，放下→改變，而且，要忠實地傾聽自己內心的聲音，不要自欺欺人。

當天下午喝完茶，我有了另外一個原本無法實現的決定，投入隔月十一天的不丹尼泊爾之旅，享受幸福國度的洗禮。

旅程中，一切十分美好，但我發現當抽離工作放鬆下來時，身體的不良現象迅速反應；以往我在長期工作的多年經驗中也發現，人的身體及毅力是很奇妙的，緊湊的工作行程中，病狀都不會出現，等到停下腳步時，馬上病倒了；多年前我曾經有長達兩個月長期咳嗽，始終好不了，但奇怪的是，在大陸、香港的連續授課演講行程中，只要一上舞台，我的演講魅力馬上展現，一點都不會不舒服，一聲咳響也沒有，所以沒有人知道我是生病的，然而，下了舞台，回旅館的車上，就開始咳嗽發作不止，連接送我的司機都嘖嘖稱奇。

在不丹時，我發現彎腰綁運動鞋鞋帶變得非常吃力，由於旅行時路走得較多，一開始是下樓梯右膝蓋有點怪怪的，後來必須橫向下樓，接著連走平地，右邊膝蓋都會疼痛了。我想起幾年

前，外科醫生告訴我，我們雙腳承受的重量，必須以體重乘以六倍，換句話說，以我當時大約七十八公斤的體重，膝蓋承受的重力是四百六十八公斤，這是多麼難以承受之重？

壓垮我的最後一根稻草發生在前往知名的「虎穴寺」行程，出發前，我內心掙扎不已，因為上虎穴寺必須有兩段路，前一段爬坡是騎馬代步上去，後一段幾乎呈六十度陡坡，必須下馬攀爬，當車子送大夥兒抵達山下時，要上山的團友開始上馬，我弟弟洪啟嵩大師看著我：「妳腳不好不要上去了，很辛苦！」他就差沒脫口而出，出了問題爬不動沒有人可以扛妳下來。我此行的重要任務——參拜虎穴寺破滅了。

當我望著七十多歲的老師父，身著袈裟，以英武之姿騎馬上山，拍下那張永恆的照片時，我的心在流淚。

就在當下，我決定了，決定回到年輕，決定甩掉脂肪。

意外的遷徙

由不丹結束旅程回國到家的當天下午，忽然有仲介按我的門鈴，詢問我家是否要賣房子，我說：「沒有啊！消息哪裡來？」原來是不久前，有一位經營仲介的朋友問我想不想知道房屋現價大約如何，我不經意地說好，她就把消息 PO 到網上了。

當天下午連續兩家仲介來訪，而我根本沒想要賣房子，他們積極地說服我：「試試水溫沒關係！到時候妳不賣就不賣嘛！」

這一試，居然一個星期就把台北市大安路的房子賣掉了，我當時根本沒想要賣房子，打從年輕就住在北市東區，大安路也住了十多年了，從沒想過會搬離台北。

房子價格賣在最高點，等於彌補了我先前的鉅額損失；我說過，老天爺是很公平的，你不怨天怨地，失去的也不會永遠失去，但我想不到上天居然如此厚愛，真是感恩不已；而房價在我賣掉房子一個月之後，就開始直直落，至今一蹶不振。

因為有好多朋友已搬到林口，看上這裡的公園綠地與幽靜雅致，我在一個月之內決定了林口的新居，並在二〇一一年八月中旬搬家。

這期間，因為身、心、環境情況的浮動，是無法「專心一意」進行減重計劃的，所以，雖然不丹之行的決心堅定，然而，要調整身體、規劃時間、安頓環境，仍需假以時日。

雖然如此，我一方面已開始調整飲食，朝瘦身路上邁進，但直到二〇一二年過了農曆年後，三月在大陸福州的輔導課程告一段落，我的完整全年減重計劃才真正開始，很巧的，正好是三月十六日。

有強烈動機才會瘦

我有一位外甥女，從小就長得一身肥肉，在她小學時，我媽媽常憂心忡忡地告誡她媽媽：「要想辦法啊！別讓她吃那麼多，以後那麼胖怎麼嫁得出去？」到國中時，她的體重更變本加厲，活像隻小象子，所有人也認定她就是一輩子的胖子，而她只好接受肥胖的自己，從高中、一路上大學，看來是沒希望了。

有一天，她望著鏡中痴肥的圓臉，環顧周遭苗條美麗的同學，忽然悲從中來，她問自己：「我才二十歲，我還這麼年輕，難道要一輩子這麼胖，這麼難看嗎？」那一刻，她下定決心，我不要這樣！我要改變；於是她開始調整飲食，向油炸說不，她把晚餐減到最少，她開始運動、爬山，逐漸地，效果出現了，如今，她已大學畢業成為快樂的上班族，身材苗條美麗自信，

前後判若兩人，當她秀出手機內國中的照片時，誰也無法相信
這居然是同一個女孩。

另一位朋友胖到八十六公斤，據她自己敘述，打從學生時期開
始，男生從來不曾正眼瞧她，她心中常自嘆自憐，產生長期的
自卑感，好像也開始憂鬱；有一天，她在工作中認識了一位男
生，她對他非常非常有好感，但他卻似乎無動於衷，她心裡明
白，以她的噸位，是引不起男人興趣的，於是，她問自己：「如
果我變苗條了，他會不會喜歡我。」接著，她忽然勇氣百倍：「如
果我變苗條了，管他喜不喜歡我，我要化被動為主動，把他追
到手。」

愛情的力量真是太偉大，它驅使的行動力也是嚇人的，這位小
姐開始立志減肥，除了改變餐飲習慣、餐食時間，並積極走路
運動，一年之後，她瘦了二十五公斤，成了美嬌娘，也追到了
意中人，並迅速走入結婚禮堂。

曾經在我公司工作的一位同事，身體圓圓滾滾的，遇到每個月
月經期，簡直痛不欲生，只好請假在家；平常身體狀況也很差，

容易疲累，據她說，自己的循環機能一直很不好，便祕是常有的事，而多年來，身體健康情況一直沒有改善。

反覆折磨了好多年，只好決定辭去工作，利用一年的時間調養；她屬於水腫型肥胖，在看了中醫師之後，醫師建議她避開所有不適合她體質的過敏食物，先排除體內的水腫、去濕寒，將便祕問題逐步改善；她在食物上的調整是避開所有麵粉類食物，大部分以水煮及清蒸調理，大量攝取黑木耳，每天走路約一小時，半年來，她不但減了十公斤，臉色變好，身材苗條多了，體能也改善許多，她現在還在朝第二階段努力。

如果你問她，是什麼力量促使她決定減重的，她會說：「是健康！我不想一輩子都當個病態的人，只有面對、迎戰，才能徹底解決問題。醫生只能給你建議，只有自己能去執行，何況，最瞭解自己身體的莫過於本人，在調理過程中，你的身體會告訴你它開不開心。」

另有一位朋友，我在德國法蘭克福書展認識她時，她的氣質出眾，身材婀娜多姿，是一位非常出色的女性，後來回國後，她

告訴我，她曾經在多年前胖了二十公斤，結果血壓升高，走路氣喘個不停，皮膚粗糙，情緒不穩，心情起伏極大，不是暴躁不堪，就是沮喪不已，她開始──非常非常討厭自己。

有一天，她在夜深人靜時，望著穿衣鏡前現出的「她自己都不認識」的身體，她趴在床上哭了半個鐘頭，心裡在淌血，「我三十出頭，為什麼讓自己變成這副模樣？我要接受這個連我自己都不能接受的身體嗎？我要這樣墮落嗎？我以前很喜歡照鏡子欣賞自己身體的，有多少年我不敢面對自己了？有多少年我變得逃避現實了？有多少年我變得討厭自己了？」這一連串尖銳的自問，讓她越哭越傷心，終於，她勇敢地站起來，擦乾了眼淚，赤裸裸地面對腹部腫垂、大腿粗壯的身體，也赤裸裸地面對她的心，她告訴自己：「我一定要回復大學畢業時的身材，我一定要減掉二十公斤，我一定要讓我更愛自己！」

她開始執行減重計劃，除了戒除甜食及油炸品之外，因為她是上班族，早餐幾乎是一天之中唯一可以完全掌控的，所以，她的策略著重在一大早的均衡營養，她的方法有別於他人，盡量不吃麵包，因為麵包製程中加入了頗多油脂，飯類則無此顧慮，

所以，她的早餐大半是半碗「糙米或五穀米飯」，加一小個番薯、一碟炒或燙青菜，加上幾片肉類；午餐外食也盡量均衡，但飯一定照吃，晚餐則盡量減少，宵夜則完全戒除，同時，能走路時盡量走路，上下班的時間加起來，大約總共有一個小時，就這樣，一個月之後，效果慢慢顯現，她的腰開始鬆了，體脂也開始下降，十二個月之後，她一共減了二十公斤，達到她大學時期的理想體重，她真的「更愛自己」了。

當妳更愛自己時，妳的自信會散發無比的魅力，讓別人也「更愛妳」，就在此時，這位修習德文的美女，因為工作的關係，遇到了西德籍來台的帥哥，兩人立即擦出火花，終於互許終生，結為連理，現在，他們已移居柏林了。

尋求「強烈」動機

何謂「強烈」動機，它有別於一般的慾望或誘因，它是促使人燃燒熱情、投入工作的最重要因素。管理學家不斷提到動機因素，包括：具有挑戰性的工作，得到認可、責任和成長，從工作中感受自己的價值，動機可能會接受外來的刺激或某些外力的鞭策，但它是出於你的內心，是「心」引發了外在的實踐力。所以，「強烈動機」也是熱愛自己及熱愛自己所為，讓工作過程充滿樂趣、意義非凡、挑戰無限的推動引擎。它是熱情之火的來源。

如果你找到熱愛的工作，你將會每一天都快樂地投入，你的日子不是在「為工作」而過，你在做的是有意義、有價值的工作；如此，你心情愉悅，全力以赴，絕不抱怨，在工作崗位上必然

成為佼佼者，同時，你的收獲酬勞也會相當豐盛，所以，我們可以預見，「強烈動機」和「報酬」是成正比的。

我將管理學上的動機理論運用到減重管理，同樣非常適切。「減重管理」是一項你自己全權負責、全心投入的工作，你必須點燃熱情，快樂投入，它的意義與價值將使你的個人成長更上層樓；同時，過程中的學習、愛心、執行力將使你的人生充滿能量，如果你的態度正確、毅力堅強、開心前進，那麼，「報酬」也是驚人的。

上文提及的幾位減重主角，他們個別都有「強烈動機」點燃，有的是不願意接受一輩子的胖子形象，有的是為了偉大的愛情，有的是為了改善健康，有的是面對臃腫體態的震撼感。無論任何一種動機，都是他們自己澈悟之後的決定，也是他們自己選擇的任務，所以，全心全力投入的熱情與毅力由此點燃。

至於我自己的強烈動機，源自「改變」；我在輔導企業，激勵學生發揮創意，勇敢迎接變革時，常用的一句話是：「人生唯一不變的，就是改變！」我們每天面對的，是不斷變動的環境、

社會、經濟、世界情勢，以及人、物，甚至自己的思考、心境、情緒，因此，無論在思考觀念或行事方法，也必須隨時調整改變。

大部分的人都會停留在「安全領域」不肯越池一步，挑戰自己，只因這個自視為安全的領域，有一大部分是習以為常的「習慣領域」，這個領域讓你不必用腦、用心，不必重新學習，所以，你覺得很舒服，誰不喜歡「安逸」而要自找麻煩呢？改變其實並沒有太大的困難，最大的障礙在於每個人都「不喜歡」它。

「減重」的工作也是一樣，它是一個需要花力氣及時間的事，若沒有「強烈」動機讓你願意改變、迎接改變、歡喜改變，跳出多年以來視之為當然的「習慣領域」，你可能無法具足勇氣，或者半途而廢。

追根究柢，我們現在所做的改變，只是回復到原來的「自我」樣貌而已，你難道不喜歡原來年輕美麗的你嗎？

經過認真的思考，我要以一年的時間，專心經營自己的身體，

減除二十公斤，恢復健康美麗，並將親身的經驗寫成書，幫助他人正確減重，恢復自信。如同我做管理顧問協助企業及人們成長一樣神聖，我深信，這份利己利人的任務，廣布善知識，應是功德一件。

我心裡還有一個祕密願望，曾經在四十歲時想著「年輕不要留白」，幾度想拍寫真集，但想歸想，終究沒有實踐，一晃過了二十年，我的體型也「沒資格」「沒信心」拍寫真了。

所以，我的決心是很堅定的，成功減重，完成此書，一定留下美麗的寫真集，圓此生之願。

探索你的減肥動機

在管理學上，我們常以 5W + 2H 探索問題，它是釐清疑問，尋找答案的利器，我將它運用到減重的工作上，希望在此過程中，你永遠要以這個方法不斷地問問題，不管是問自己或問別人，不要輕易地接受現實或答案，一定要提出質疑，再找出可以信服的答案。

以下的表格開始協助你探索你自己的減重「強烈動機」：

表格（一）**範例**

探索你的減肥動機

5W + 2H	問　題	我的誠實答案
Why **為什麼**	為何我變胖？ 什麼原因使我變成這樣？	例如：壓力太大、太忙、投資大賺或大賠、旅行太多、應酬、失戀、工作不順、丟了飯碗、換職業、家庭……
What **什麼**	我做了什麼使我變胖？	例如：吃太多、甜食、宵夜、可樂、飲料、油炸食品、愛逛超市、買太多食品、外食太多、速食、麵包……
When **時間**	我何時開始變胖？ 我何時開始感覺嚴重？	例如：2005 年 3 月…… 2008 年 3 月……
Who **誰**	誰讓我變胖？ 誰與我變胖有關？	例如：我自己、丈夫、情人、兒女、父母、老闆、同事、下屬、男友、女友、客戶、親戚……
How **如何**	我要如何讓我自己恢復健康苗條？	你不用回答，只要下定決心，答案，即將分曉。
How Much **多少**	我胖了多少公斤？ 我的理想體重是幾公斤？	例如：20 公斤 　　　55 公斤

表格（一）**你的功課**

探索你的減肥動機

5W + 2H	問　題	我的誠實答案
Why **為什麼**	為何我變胖？ 什麼原因使我變成這樣？	
What **什麼**	我做了什麼使我變胖？	
When **時間**	我何時開始變胖？ 我何時開始感覺嚴重？	
Who **誰**	誰讓我變胖？ 誰與我變胖有關？	
How **如何**	我要如何讓我自己恢復健康苗條？	
How Much **多少**	我胖了多少公斤？ 我的理想體重是幾公斤？	

恭喜恭喜！你已成功地跨出第一步，我佩服你面對自己、面對現實的勇氣，此刻，根據你的誠實作答，你再清楚明白不過了，在尋找你的強烈動機之前，根據動機理論，我提出幾個激勵性的問題，請一一作答：

表格（二）：**範例**

動機對你的意義

問　題	是	否	描　述
1、 減肥的工作，對我是否非常有意義	☺		我會有重生的感覺，信心回來了，不再害怕參加別人的婚禮、健康、美麗、工作更順利……
2、 減肥的工作是否給我成長的機會？	☺		我為改造自己的身體下決定，並逐步實現夢想，一步一腳印都是自己的付出與收穫。以前沒自信，做什麼事都膽怯，現在我好像能從減肥過程得到成長的機會。
3、 我可以學到新的知識、新的技能嗎？	☺		我廣泛搜集資料，在書店、網路、注意健康訊息，像發現這本書就是例子，我相信任何事成功必有其妙方，我也會學到對我有益的健康知識及方法。
4、 我有機會得到認可、獲得成就嗎？	☺		我覺得這是肯定的，我的先生已經對我的體重激升有意見了，我一定要讓他刮目相看；公司有活動時，因為我的體型，讓我相形見絀，如果我變得更漂亮上相，我會更有成就感，相信有機會更上層樓。
5、 減肥成功經驗能讓我在未來承擔更多責任嗎？	☺		我相言這是考驗毅力、執行力的時候，如果我克服自己的障礙，成功達標，這個過程的寶貴經驗，絕對會讓我更能承受壓力，擔當更多更重要責任，對自己、家庭及工作一定有很大的幫助。

表格（二）：**你的功課**

動機對你的意義

問　題	是	否	描　述
1、 減肥的工作，對我是否非常有意義			
2、 減肥的工作是否給我成長的機會？			
3、 我可以學到新的知識、新的技能嗎？			
4、 我有機會得到認可、獲得成就嗎？			
5、 減肥成功經驗能讓我在未來承擔更多責任嗎？			

我好喜歡你的行動力！我們知道動機對自己的意義之後，價值就呈現了，不是為別人，是為你自己寫下歷史性的一頁。

大大地寫下你的「強烈動機」吧！

我的減肥強烈動機是：

請將以上的動機敘述放大，貼在你的房間或書房，每天可以看到的地方；我們出發嘍！

第 2 章

目標管理才會瘦

找出合理兼具挑戰性的目標

什麼是目標，目標是一個人期望達到境界之描述。也就是他在特定的時間之內，執行一些特定的行動之後，所希望達到的狀況。

如果你說：「我希望健康良好。」這不是目標陳述，因為它不能描述顯示出你想要達到的境界或狀況，而反映健康良好的情況，例如：「我在十分鐘內跑完一公里」就是目標。

同樣地，如果你說：「我想回到年輕時的苗條。」這不是目標，因為它無法顯現你苗條的狀態或標準，但是，如果你說：「我要在十個月之內由七十五公斤減到五十五公斤，重現二十八歲的身材。」這就是減重目標的具體描述。

目標有大目標、小目標，大目標之所以能完成，端賴一點一滴的小目標是否確實執行，小目標無法如實如期達成，意謂大目標的拖延或不了了之。

大目標一般而言，也屬長期目標，它必須具有挑戰性，如果不費吹灰之力就完成了，則缺少刺激向上的動力；例如，如果你訂了一個目標是一年內減掉一公斤，你當然悠哉得很，等期限快到了，三天前斷食一下，你絕對可以輕易減掉，那何必日日辛苦呢？所以，我保證你天天開心地大吃大喝，那個目標對你無關痛癢，是全然無效的。

小目標多半歸在短期目標，很多人急功近利，想要立即見效，所以，把短期目標訂得超大，完全不切實際，不可能完成，失敗的機率也幾乎是百分之百；例如，你說：「我要在兩天之內減掉十公斤。」除非你截掉一隻大腿，斬掉一隻手臂，否則即使泄了兩天，也不可能實現，這是自欺欺人，痴人說夢，既然無法實現，那好友邀約的高級自助餐豈可放棄？減肥之夢似乎越走越遠了。

為了訂定合理可行、能讓你信心百倍、願意全心以赴的目標，
我建議你用下面的指導原則，SMARTER 來協助。

S —— 是 Specific 的代表，意即目標需具體描述想要達到的狀
　　　態。
M —— 是 Measurable 的代表，表示目標必須是可衡量的。
A —— 是 Agreed 的代表，表示目標是經過承諾同意的，不管
　　　是你本人，或有他人參與。
R —— 是 Realistic 的代表，表示目標必須是實際可行的。
T —— 是 Time-based 的代表，表示目標應以時間為基礎，要有
　　　時限，否則很容易因其他誘惑而拖延或無法完成。
E —— 是 Empower 的代表，表示目標應該是能激勵人心的。
R —— 是 Returns 的代表，表示目標應帶來回報，值得你為之
　　　付出。

範例

SMARTER 目標

SMARTER	敘述說明
Specific 具體描述	我決心在 10 個月內以健康的方式減掉 20 公斤，重拾健康、苗條、快樂、幸福。
Measurable 可衡量的	由 75 斤減到 55 公斤。
Agreed 承諾的	我承諾為自己的健康美麗負責，我的先生也支持這個決定。
Realistic 實際可行的	每個月減 2 公斤，10 個月持續努力減掉 20 公斤。
Time-based 以時間、時限為基礎	2013 年 4 月 14 日～ 2013 年 12 月 13 日
Empower 激勵性的	每減掉 5 公斤，我要買個小禮物慰勞自己。減掉 20 公斤，我要到夏威夷二度蜜月。
Returns 帶來回報、價值	我可以穿得下 10 年前的牛仔褲，血壓、血糖正常，健康美麗，重拾自信，工作更順利，先生、孩子以我為榮。

經過以上 SMARTER 的釐清，你可以開心地訂下自己的健康減重目標為：

自 2013 年 4 月 14 日到 2013 年 12 月 13 日，我「一定要」減重 20 公斤，變成一個健康、苗條、快樂、幸福的女人。

你的功課
SMARTER 目標

SMARTER	敘述說明
Specific 具體描述	
Measurable 可衡量的	
Agreed 承諾的	
Realistic 實際可行的	
Time-based 以時間、時限 為基礎	
Empower 激勵性的	
Returns 帶來回報、價 值	

勇敢果決地寫下你的健康減重目標，以我「一定要」表現決心。

> **我的健康減重目標為：**

目標一定要視覺化，藉以天天提醒及激勵。日本人在公司訂立年度大目標後，常以大型像不倒翁的福神（DARUMA）放在辦公室入口處，由社長召集所有員工宣布目標之後，在福神的左眼圈上黑墨，等於和員工一起承諾一定要成功，等到目標完成時，再塗上另一隻眼。

你可以買一個福神為自己的減重目標做提醒及祝福，它有很大的激勵作用，最好放在家中最顯眼的地方，旁邊貼上大大的目標敘述。

我附上福神的相貌，你也可以放大影像或依樣畫上一張，點上左眼，相信自己一定有信心完成目標，完成後再點上右眼。你看，福神微笑地看著你呢！

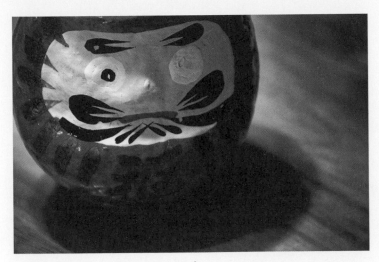

（photographer: Joe Lencioni）

如何吃掉一隻大象

不管你要減掉十公斤、二十公斤,甚或更多,整體重量呈現眼前的,必然是龐然大物,猶如一隻大象,你靠得太近,一個不小心可能把你踩死,你可憐的小口也不可能吞掉整隻大象;你要如何吃掉這幾十公斤的大獸,的確要好好規劃。

有兩個策略可以吃掉這隻大象。首先,你要把自己選定的大象放到遠遠的地方,但是你卻隨時要看得到,大象的形體樣貌,以便提醒自己。這如同我們前面所設訂定的「大目標」——也就是你的大象,以及目標視覺化——也就是福神和目標敘述大字報。

但如此尚不足以吃掉你的大象,另一個最重要策略是 How ——

如何吃？When ── 何時吃？以及 How Much ── 吃多少？

我們必須把大象的各部位先劃分，並大膽地切成一片片的大象
排肉，才可能以用餐刀叉切成適口大小，一口口地吃，一口口
地消化。我們也必須規劃時間長短，以便能慢慢吃掉象腿、象
鼻、象身……，最後全部吃下。

投資時間，並視你個人的消化吸收狀況去規劃執行時段，是非
常重要的。既然不可能一天、一週、一個月吃掉大象，我建議
你像我一樣，準備以十個月到十二個月的時間，專注於我的大
目標，循序漸進，不達目標絕不罷休！當然，如果你只需減掉
六公斤，那作業的時間就短得多，你可以將六公斤的「小象」
放在三個月之後，認真去執行這期間的工作。

我必須跟你強調的是，天下絕對沒有不勞而獲的事，你有了以
上的決心，但是如果沒有確實可行的執行力及好的方法，那和
做白日夢有何差別？管理，最大的好處是帶領你找到自己的「夢
想」（Dream），然後，協助你運用策略（Strategy），學習方
法（Technology），經過執行過程（Process），達到最好的表現

（Performance），創造有價值的成果（Valuable Results）。

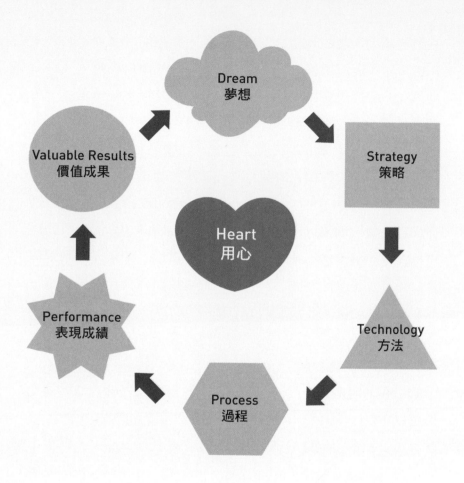

大部分的人想到投資，第一個一定是財富、房地產，其次是教育、生涯成長、工作、家庭，鮮少有人一開始就把健康投資到為首要之務；等到健康出了大紕漏，甚至失去健康，再回頭投資，可能為時已晚或者必須多花幾十倍、幾百倍的努力。

減重是最有價值的健康投資，它會達到你年輕、美麗、快樂、自信、少病少惱、形象提升、工作更成功等等的夢想。既然如此，短期幾個月的投資，創造的卻是長遠的價值，這是不是最為划算、效益最大的投資呢？

規劃是成功之鑰 —— 年、月、週、日時段

在執行過程中，最重要的是執行的時段。我們要達到十二個月的年度「大目標」，就必須達成每個月的「中目標」，要達成每個月的中目標，就必須達成每週，乃至每日的「小目標」，積沙成塔，集腋成裘。小目標不努力，也就吃不到十二個月後的大象。

我建議你將執行時段分為年、月、週、日，以規劃合理的小→

中→大目標。

我不太建議吃任何東西時，盯著食物的卡路里來製造緊張，因為，我覺得不切實際，享受食物是每日的樂趣，何況，每個人餓了就該吃東西，如果看到食物還要拿著卡路里表猛瞧，那豈不大倒胃口。儘管如此，並不表示你可以對熱量的計算一無所知，卡路里的基本知識你還是必須瞭解。

以一般國人的情形，若身高為一百六十公分，體重居於五十至五十五公斤之間，算是標準身材，他們的基礎代謝率大約在一千兩百至一千六百大卡之間，所以，如果想減去體重，就必須控制每天吃進身體的熱量在一千六百大卡以下，否則身體永遠無法提存已儲於身體中的能量，也就達不到減重效果。

道理很簡單，攝取的熱量大於消耗的熱量就會以各種方式儲存，變成胖的因子；反之，若消耗的熱量大於攝取的熱量，身體為維持體能運作，就會提取已經存於體內的能量予以消化。

假設成年人每天多攝取兩百五十大卡，一個月下來就多了

七千五百大卡,一公斤體重約合七千七百大卡,因此,等於往身上多加了一公斤,一年下來就有十二公斤的輝煌成績。更何況,每天多吃兩百五十大卡是彈指可得之事,一碗一百克的白飯、一份鮪魚沙拉三明治、一小碗麻油雞、一片水果慕絲蛋糕、一份星鰻壽司等等,每一種都為你增添兩百五十大卡。如果你回顧過往,你會發現,一年增加十二公斤實在太容易了。

因此,減重首先必須認識熱量。一般成年人每日的飲食的熱量大約在一千八百至兩千六百大卡,女性與男性及工作性質的不同,會有所差異,但一般而言,以兩千至兩千兩百大卡的平均值是很恰當的。

假設我們要以健康、有效的方式減肥,首要之計即是減少熱量攝取,但女性朋友每天至少還是要攝取一千至一千兩百大卡,男性朋友至少要攝取一千兩百至一千六百大卡才能健康減重,並持之以恆。

如果我們每天從攝取一千八百大卡減去五百大卡,變成一千三百大卡,三十天下來,可以減少一萬五千大卡,幾乎等於兩公斤,

若持之以恆，十個月就可以減掉二十公斤了。但通常我們會因工作、環境而有一些干擾，給點彈性，以十二個月減掉二十公斤是合理可行、又具挑戰性的目標。

為了在一年內吃掉二十公斤的大象，你必須每個月減掉兩公斤，每星期減零點五公斤，每天減約零點零七公斤，這個計畫階段目標就此確定。

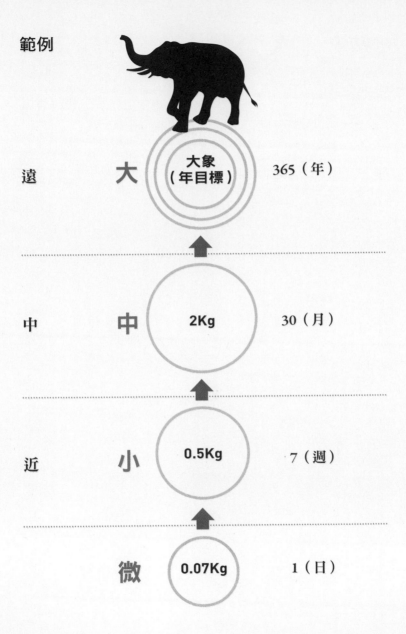

範例

遠　大　大象（年目標）　365（年）

中　中　2Kg　30（月）

近　小　0.5Kg　7（週）

微　0.07Kg　1（日）

你的功課

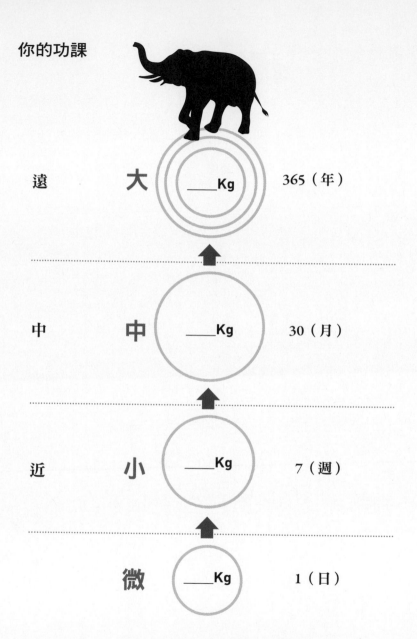

遠　大　___Kg　365（年）

中　中　___Kg　30（月）

近　小　___Kg　7（週）

微　___Kg　1（日）

你的任務──每日的執行力

在四個計劃時段中，最重要的是眼前、腳下隨時都在溜走的每日光陰，如果每天沒有做出成績，那麼週計劃、月計劃及年計劃就可能泡湯。

很多人每年都在年終洗心革面，做出一番令自己都很感動的來年計劃，但是很少人能確實完成，原因在於眼高手低，沒有腳踏實地落到每日的執行；你每天該做什麼工作，才能讓你完成微小的日目標？7 天的累積都達成，你就有週目標的成績，然後逐月達成年度目標。

健康減重有很多事情要調要，不可好高騖遠，貪多貪快，只有一點一滴完成每日的工作，成為紀律，你的成功才有希望，否

則，半途而廢，一陣子又從頭開始，永遠在減重的惡夢中循環，這次，你「一定會成功」。

1 每日工作清單

項目	內　容	執行情況
一	準備早餐、晚餐，或者三餐（非上班族）。	
二	一早醒來喝下 500CC 溫水。	
三	上廁所大小解，並觀察尿液、大便顏色味道。	
四	空腹量體重、體脂、水分比、肌肉比、骨重。	
五	量血壓。	
六	喝 250CC 稀釋小紅莓汁，加洋車前子殼或鼠尾草籽 5 克。	
七	早餐前喝 250CC 溫水，加半顆檸檬的汁。	
八	吃一顆琉璃苣油膠囊及維他命 B 群，或再加一顆綜合維他命。	
九	坐下來，放音樂、好好地吃早餐（一定要吃）。	
十	上午 10:30 若覺得餓，可吃一點點心（不餓不要吃）。	
十一	中午 12:00 到 2 點之間，好好地慢慢地享受午餐。	
十二	下午 4:00 到 5:00 之間，如果覺得餓，可吃一點點心（不餓不要吃）。	
十三	下午 6:00 到 7:00 之間，好好地、慢慢地享用晚餐。	
十四	晚上 8:30 到 9:00 之間，喝 250CC 稀釋小紅莓汁，加洋車前子殼或鼠尾草籽 5 克。	
十五	選擇對自己方便的時間快步走或其他運動約 1 小時。	

十六	晚上休息前利用十分鐘做當日的飲食紀錄，寫瘦身日記（範本附在後面）。	
十七	利用休息前十分鐘準備隔日的食材，分裝備用。	
十八	準備一杯水放在床頭邊，晚上 10:30 到 11:00 之間就寢，好好睡 8 小時。	

日　新的一天等著你，永遠開心地為明天作最好的準備。

7　每週工作清單

每週或每兩週之工作，可固定選擇星期五晚上，或星期六、日在特定的時間做，每次只要十五至二十分鐘即可完成。

項目	內　容	執行情況
一	檢視上一週之體重變化，有無持續下降，或停滯，或上升，檢討可供改進之處，或已按目標達成，給自己鼓鼓掌。	
二	量六圍（胸圍、胸下圍、腰圍、臀圍、大腿圍、小腿圍）並做記錄，可以吋或公分衡量，這個工作每兩週一次即可；與上次做比較，記下所減之尺寸。	
三	省視上週之飲食記錄及瘦身日記，看看哪些是很棒值得喝采的，哪些是該改進的，寫在當天的瘦身日記中。	
四	省視上週的血壓，是否平穩逐步改善，或有異常之狀。	
五	規劃下週的飲食，最好多些創意，變換菜色，讓自己吃得開心滿足。（後面附的「30 天瘦身美食示範」，可以給你很多好主意）。	
六	採購下週的食材。	

項目	內容	執行情況
一	檢視上個月體重每日、每週之變化，是否循序漸減，或有停滯、異常，找出原因，立刻對症改進；若已按目標達成，給自己一個小小的獎賞。	
二	檢視上個月六圍尺寸是否減少，減下多少？做下記錄，開心一下。	
三	將選定的牛仔褲、洋裝（請參閱〈持續衡量才會瘦〉的章節敘述）取出，一一試穿，看 GAP（差距）還有多大	
四	試穿 1-2 年前的長褲、洋裝，看看是否可容身？差多少？	
五	檢視上個月的飲食紀錄及瘦身日記，看看哪些是很棒值得喝采的，哪些是該改進的，寫在當天的瘦身日記中。	
六	省視上個月的血壓，是否平穩逐步改善，或有異常之狀，思考找出原因。	
七	檢視上個月的營養補充品，採購下個月的營養補充品及營養食材。	

365 每年工作清單

項目	內容	執行情況
一	檢視一整年的體重有關紀錄，是否完成目標，若已完成，給自己一個大大的獎勵；若未完成，別氣餒，更要加油，給自己兩個月的時間，「一定」要達標，加油！	
二	檢視與去年比較，體重增加或減少，思考原因，立即擬定計畫並確實執行。	
三	做年度健康檢查，確定自己健康情況良好。	
四	選一件會讓自己十分開心快樂的事，勇敢地去做。	
五	與自己所愛的人或家人做一次國內或國外旅行，徹底放鬆，享受你的美妙人生。	

控管有人性

在每日、每週的瘦身工作中，你已非常努力地去執行，但不可能百分之百完全按照你的完美計畫絲毫不差，因為生活、環境、工作、社交常有突如其來的變數。當然，「計畫趕不上變化」這句話不是沒有道理，但是，你卻要突破這個變化的影響，讓它減到最低。

如果你毫無規律與計畫，在生活中你永遠會被這些變化牽著鼻子走，以致體重日復一日逐步上升而不自知。然而，現在因為你已做了完善的規劃，所以，我們可以隨時迎接，但調整自己使其負擔極小化。所以，我說「計畫絕對趕得上變化」，關鍵在你的調適與執行力。

舉例來說，你絕對不能拒絕所有的社交餐敘，以往都約在晚上甚至第二攤吃宵夜，但在瘦身調整階段，你可「稍微」提示你正在做計畫，而將晚餐盡量移到午餐，並停止宵夜的續攤，午餐時就可選擇飽足又美味的餐點。如果聚會時間無法而改變，你還是可以依照減重的原則吃東西，但把份量減半，盡量減少澱粉、濃湯，如此，還是可以兩者兼顧；若屬於大餐宴席，每種一小碗加總就很可觀，破表在所難免，你可選擇在隔日跳過下一餐，例如，晚餐餐敘過量，若隔日早晨仍不餓，則跳過早餐，午餐再進食，並取清淡減量，如此已相隔至少十六小時，可稍解危機；若是午餐聚餐過量，則晚餐「絕對」要跳過，到隔日早餐再吃，這些調節的道理幾乎人人都懂，但很多人做不到，在減重過程中，這樣的紀律一定必須遵守。

為了養成瘦身飲食的好習慣，以及前進目標的執行力，遵守紀律當然是很重要的，但是，也不要因為在公司同事生日會上吃了一小塊蛋糕、與朋友喝下午茶嚐了一點甜品而罪惡感叢生，拚命懊悔責備自己，搞得緊張兮兮。我當然不鼓勵你像脫韁野馬般大吃甜點，但是，哪天若真的好想吃點甜的，那就好好享受一下吧！淺嚐而止，讓自己開心滿足一下。例如：一塊蛋糕

去掉上面的奶油，與旁邊友人分食一半，吃完立刻去刷牙漱口，任何激將慫恿都不為所動，因為要再刷一次牙漱一次口，「多麻煩呀」！

一個人的慾望若被長久過度壓抑，有一天火山爆發更不可收拾，所以，偶爾稍微滿足一下口慾，或獎賞自己一下，我稱之為「正向的違紀」；是為了讓你走更長遠的路，偶爾賞一顆糖總比抱走整罐糖躲在森林裡吃光好得多。因為，這是人性，減重瘦身也要兼顧人性才會成功。

瘦身管理，無論三個月、六個月，乃至一年十二個月，都是一段漫長的旅程，稍一鬆懈不慎便可能開始怠惰，最後乾脆放棄，導致階段性的努力功虧一簣。為了避免半途而廢，適度的控管是必須的。

控管要合理化、有效率，並兼顧人性化，應該涵蓋以下幾個要素：

一、視覺化

除了將大目標張貼在醒目之處，隨時提醒之外，月目標、週目

標及每日工作清單等等……我在書中設計的所有表格，應該歸總在一個名為「成功瘦身活動」的檔案夾中，隨手可得，日日記錄翻閱，在開始初期還未形成優良習慣之前，我建議把每日清單放大貼在牆上，做為查核清單，記錄自己是否確實執行，直到已經內化成為好習慣為止。

二、鼓舞性

每個人都不喜歡被控制、被管，即使這是你自己做的選擇與決定，不是被迫的，仍然需要常常鼓勵。因此，如果你執行得很努力，就該給自己額外的獎賞——達到目標之後，好好犒賞自己一頓美味的午餐；或是成功執行了一個月，喝個精緻的英式下午茶都不為過，這該列為每個月一次的「正當」工作之一，而不能視為違規。你會發覺，這對瘦身的心理建設非常重要，身體受到獎賞，會感恩圖報，心甘情願地繼續打拚業績，以回饋主人。每個人都曾有這樣的經驗，偶爾得到一次獎賞會喜出望外、大受激勵，但如果每個星期過於頻繁的獎勵就「習慣成自然」，不具刺激作用，在瘦身過程中，獎勵不能太多，以一個月一次、最多兩次為宜。

三、彈性化

雖然我們規律地執行瘦身減重，但偶爾你的身體會不斷呼喚你——我好想吃雞腿，我好想吃比薩，我好想吃一塊巧克力，我好想喝杯卡布奇諾，除了後面我會提到的「瘦身毒藥」之外，你就放輕鬆，開心地放個假吧！如果偶爾哪天忘了照規律吃補給品，也別懊惱、別自責，讓它過去吧！一點關係都沒有。要鼓勵自己往前走，別停留在過去，所以，無論實質上或心理的彈性都是必須的，它會讓你更放心更有勁。

四、趣味性

無聊的事情一直重複做，沒多久就會讓人失去耐心。瘦身是個漫長的旅程，必須充滿趣味，偶爾來個驚喜，才能長久持續下去。

所以，食物要有趣多變，不可以只吃無油、汆燙的食物，那多可憐；要讓自己的生活維持活力，積極參加社團社交活動，不要離群索居，變成怪物，工作要更積極進取，開心以赴，讓同事客戶覺得你越來越棒。改變身材的階段，你要勇於展現，不論男女，把自己打扮得光鮮亮麗、自信迷人，讓自己變成有趣味的人。

第 3 章

持續衡量才會瘦

每日的衡量工具

要瞭解瘦身效益如何，有兩個重要指標必須時時關注，一個當然是體重，也是一般人「斤斤計較」之處；另一個是尺寸，如果你的體重變化不太大，但是你的尺寸銳減，那麼，恭喜你——表示你的體脂肪正有效減去，所以，以這兩樣指標交替比較衡量，是掌握身體指數變化最重要的法門。

工欲善其事，必先利其器；在開始執行瘦身運動之前，必須把衡量工具準備齊全，以下是一些必要的設備：

一、體重計
我建議你使用計數可以達到小數點的電子體重計，最好能有多項功能，可測到體重、體脂肪比率，身體水分比率，肌肉比率

及骨重，因為前四項數據是我們必須天天記錄，以資參考的數字。

二、布量尺

這是量你身材十一圍尺寸的必備工具，甚至你可增加二圍，就是左、右臂圍，尤其女性十分在乎手臂粗細;很多人只會量體重，殊不知身材尺寸對健康影響極大，可能你已多年沒量過三圍了，但此事極為重要，是減重的 Must !（必須!不可少。）

三、血壓計

很多身材肥胖者血壓會升高，血壓的穩定對健康極為重要，每天測量血壓並作記錄，可助你瞭解減重過程血壓的變化，並提供醫生判斷你的病情，也會鼓勵你瞭解食物與體重對血壓的重大影響，間接成就瘦身計畫。

四、衡量表

包括體重、體脂、水分、肌肉、骨重的記錄表，及十一圍的尺寸記錄表格，你可以依自己喜歡的方式以電腦設計漂亮的彩色表，列印下來運用，或者可以買一本空白頁的筆記本，逐頁每

日做記錄。

我在後面會設計簡易的衡量表，你也可以拷貝使用，更為方便，
為了容易前後比較，得到整體概念，我設計的是總表。

五、筆記本及檔案夾

買一本空白頁的筆記本，作為瘦身日誌記錄之用，並可隨時寫
下你的新發現、新知識、新感想，或者自己的祕密想法，不想
讓別人知道的，所以，這本日誌是你的貼身好友，與你心靈相
通。

檔案夾用來歸納整理你所有的記錄表格及放置筆記本，以便日
日、隨時翻閱，甚至關於瘦身有關的資訊新知，都可歸納進來，
成為你的寶庫。

有的人習慣於用電腦記錄所有事情，當然你也可以這麼做，但
是電腦不可能隨時開著，基於視覺化的方便原則，我建議你採
用紙本記錄，每日觸摸成為習慣，產生感情，會對整個瘦身運
動更有直接幫助。

持續衡量的輔助標竿——
讓你開心的泉源

衡量體重增減、尺寸大小、血壓高低是理性化的行為，確保數據的進步，已逐漸緩步推向目標。它或許會帶來小小的快樂，但可不會給你太大的驚喜；這屬於理性的部分。

但是，如果你有一天，忽然發覺可以擠下十年前的牛仔褲，可能會讓你激動地坐在地毯上迸出眼淚，請相信，這是我的經驗，也是我的心情寫照，我相信你也一樣。

有一天，當我減掉十八公斤時，我從衣櫥拿下一件十多年前買來之後，就從未穿過的 38 號尺寸的黑色「新」洋裝，那是我一直「不敢」試穿的緊身衣服，當我鼓起勇氣，套上洋裝，「輕易」地拉上後方拉鍊，鏡中呈現的是美妙的腰身，苗條的線條時，

那一刻，我真是感動得想哭，而且，當下立誓，「絕對絕對不要胖回去了！」

所以，選擇你的標準身材時或幾階段較瘦時的衣服作為輔助標竿，可以點燃你「感性」的內在能量，激發你完成目標的鬥志，並敦促你絕不走回頭路。

我建議你選擇以下的標竿：

一、一件五年來都穿不下的無彈性牛仔褲

在開始執行瘦身計畫時先試穿一下，可能連臀部都拉不上，別氣餒，慢慢穿上了，鈕扣、拉鍊當然大開其口，不過你已進步了，每兩個星期試穿一次（可別天天試，於事無補），你會發覺，挺在拉鍊外的贅肉慢慢減少，到後來終於全部擠進去了，給自己一個「讚」，最後「居然」不可思議地鬆鬆了呢！怎麼可能？是的，你把不可能變為可能了。

二、一件十年來穿不下的無彈性西裝褲

西裝褲必須臀腰尺寸正合才能穿下，所以，更具挑戰性，如果

十年來你胖了十五公斤以上，那麼，等你可以「無拘無束」地套上這件西裝褲，那種成就感無與倫比，你要把它掛在你天天會打開，目前正在穿戴的衣櫥間內，日日許願要再穿上它，每兩星期試穿一下，有一天，你的夢想就實現了。

三、一件理想體重時的緊身洋裝

洋裝，尤其緊身洋裝會顯出你的上圍、腰線、臀圍及臂圍，是最「現實」的體型整體標竿，剛開始時你連拉都拉不上，是理所當然的，到後來勉強拉上來，拉鍊後隔一個大窟窿，也是理所當然，可能你還發現手臂太粗塞不進，也是理所當然，誰叫你放任自己胖了十五公斤？這個警示得牢牢記住，慢慢地，每兩個星期試穿時，你越來越進步，終於塞進了，雖然腹部凸一塊好難看；好啊！手臂可容身了，慢慢地，只要持之以恆，不但拉鍊拉上，腰與臀圍都鬆了呢！

如何衡量

如果你的電子體重計含有體重、體脂肪比率（％）、水分比率（％）、肌肉比率（％）、及骨重，只要你按照自己的年齡、身高、性別輸入，每次秤重之後，它就會按照以上的順序顯現數據，不過，每種品牌體重計稍有不同，但只要按照說明設訂一次即可。

每日測量最好是一早起床上完大號空腹時，而且每天養成固定時間量體重的好習慣，最好時間相差不要多過半小時，因為固定時間測量較能精確地作比較，早上、下午或飯前飯後體重是不同的，它可能相差一公斤以上，若每次想到再量，時間常常不同，是無法抓到正確的比較數據的。

很多人也想用身體質量指數（Body Mass Index / BMI）來瞭解自

己的體重是否標準，還是肥胖，但是有時 BMI 也不完全準確反應，例如體格較為健壯或肌肉十分發達的人，可能脂肪比例會被高估，另外，對於孩童與青少年也不完全適用；然而，BMI 的確是個有用的參考指標。

以下是計算 BMI 的簡易公式：

BMI = 體重（公斤）÷ 身高（公尺）^{2}

行政院衛生署公告我國國民肥胖之定義，認定體重過重之臨界點在 BMI = 24，肥胖之臨界點在 BMI = 27，因而判定出身高、體重與 BMI 對照速查表，我將它列在下面，供讀者參考。

此外，究竟體脂肪、水分與肌肉比率在何種情況才是健康的，我們也應有正確的認識，以下的表列可提供你一個改善的目標。

國人身高、體重與 BMI 對照速查表

身　高 （公分）	正常體重範圍 （公斤） 18.5 ≦ BMI < 24	體重過重範圍 （公斤） 24 ≦ BMI < 27	肥　胖 （公斤） BMI ≧ 27
145	38.9~50.4	50.5~56.7	≧ 56.8
146	39.4~51.1	51.2~57.4	≧ 57.6
148	40.5~52.5	52.6~59	≧ 59.1
149	41.1~53.2	53.3~59.8	≧ 59.9
150	41.6~53.9	54~60.6	≧ 60.8
151	42.2~54.6	54.7~61.4	≧ 61.6
152	42.7~55.3	55.4~62.3	≧ 62.4
153	43.3~56.1	56.2~63.1	≧ 63.2
154	43.9~56.8	56.9~63.9	≧ 64
155	44.4~57.5	57.7~64.7	≧ 64.9
156	45~58.3	58.4~65.6	≧ 65.7
157	45.6~59	59.2~66.4	≧ 66.6
158	46.2~59.8	59.9~67.3	≧ 67.4
159	46.8~60.5	60.7~68.1	≧ 68.3
160	47.4~61.3	61.4~69	≧ 69.1
161	48~62.1	62.2~69.9	≧ 70
162	48.6~62.9	63~70.7	≧ 70.9
163	49.2~63.6	63.8~71.6	≧ 71.7
164	49.8~64.4	64.6~72.5	≧ 72.6
165	50.4~65.2	65.3~73.4	≧ 73.5
166	51~66	66.1~74.3	≧ 74.4
167	51.6~66.8	66.9~75.2	≧ 75.3
168	52.2~67.6	67.7~76.1	≧ 76.2

身　高 （公分）	正常體重範圍 （公斤） 18.5 ≦ BMI < 24	體重過重範圍 （公斤） 24 ≦ BMI < 27	肥　胖 （公斤） BMI ≧ 27
170	53.5~69.2	69.4~77.9	≧ 78
171	54.1~70	70.2~78.8	≧ 79
172	54.7~70.9	71~79.7	≧ 79.9
173	55.4~71.7	71.8~80.7	≧ 80.8
174	56~72.5	72.7~81.6	≧ 81.7
175	56.7~73.3	73.5~82.5	≧ 82.7
176	57.3~74.2	74.3~83.5	≧ 83.6
177	58~75	75.2~84.4	≧ 84.6
178	58.6~75.9	76~85.4	≧ 85.5
179	59.3~76.7	76.9~86.4	≧ 86.5
180	59.9~77.6	77.8~87.3	≧ 87.5
181	60.6~78.5	78.6~88.3	≧ 88.5
182	61.3~79.3	79.5~89.3	≧ 89.4
183	62~80.2	80.4~90.3	≧ 90.4
184	62.6~81.1	81.3~91.2	≧ 91.4
185	63.3~82	82.1~92.2	≧ 92.4
186	64~82.9	83~93.2	≧ 93.4
187	64.7~83.8	83.9~94.2	≧ 94.4
188	65.4~84.6	84.8~95.3	≧ 95.4
189	66.1~85.6	85.7~96.3	≧ 96.4
190	66.8~86.5	86.6～97.3	≧ 97.5

行政院衛生署於 2002 年 4 月 15 日公告我國國民肥胖定義，其認定體重過重之切點訂在 BMI=24，肥胖之切點訂在 BMI=27。以上身高、體重與 BMI 對照速查表可提供讀者參考。

體脂肪比率（％）參照表

下表僅供參考用，如須進一步資料，請諮詢醫師。

男性

年齡	非常良好	良好	一般	有待加強
10-14	小於 11%	11-16%	16.1~23%	23.1% 以上
15-19	小於 12%	12-17%	17.1~22%	22.1% 以上
20-29	小於 13%	13-18%	18.1~23%	23.1% 以上
30-39	小於 14%	14-19%	19.1~24%	24.1% 以上
40-49	小於 15%	15-20%	20.1~25%	25.1% 以上
50-59	小於 16%	16-21%	21.1~26%	26.1% 以上
60-69	小於 17%	17-22%	22.1~27%	27.1% 以上
70-100	小於 18%	18-23%	23.1-28%	28.1% 以上

女性

年齡	非常良好	良好	一般	有待加強
10-14	小於 16%	16-21%	21.1~26%	26.1% 以上
15-19	小於 17%	17-22%	22.1~27%	27.1% 以上
20-29	小於 18%	18-23%	23.1~23%	28.1% 以上
30-39	小於 19%	19-24%	24.1-29%	29.1% 以上
40-49	小於 20%	20-25%	25.1-30%	30.1% 以上
50-59	小於 21%	21-26%	26.1-31%	31.1% 以上
60-69	小於 22%	22-27%	27.1-32%	32.1% 以上
70-100	小於 23%	23-28%	28.1-33%	33.1% 以上

運動員通常體脂肪比率會偏低（依運動強度而定，甚至可能遠低於上方之建議值）。然而應注意的是，極低的體脂肪比率對身體健康可能有危害。

水分比率（％）參照表

人體水分比率通常在以下範圍內：

男性

年齡	有待加強	良好	非常良好
10-100	小於 50%	50-65%	大於 65%

女性

年齡	有待加強	良好	非常良好
10-100	小於 45%	45-60%	大於 60%

體脂肪幾乎不含任何水分，因此體脂肪比率偏高的人，水分含量可能會低於上表範圍。而受長期訓練的運動員，水分含量則可能會高於上表範圍，因為其偏低的體脂肪比率以及較高的肌肉比率所致。

肌肉比率（%）參照表

人體肌肉比率通常在以下範圍內：

男性

年齡	低	正常	高
10-14	小於 44%	44-57%	大於 57%
15-19	小於 43%	43-56%	大於 56%
20-29	小於 42%	42-54%	大於 54%
30-39	小於 41%	41-52%	大於 52%
40-49	小於 40%	40-50%	大於 50%
50-59	小於 39%	39-48%	大於 48%
60-69	小於 38%	38-47%	大於 47%
70-100	小於 37%	37-46%	大於 46%

女性

年齡	低	正常	高
10-14	小於 36%	36-43%	大於 43%
15-19	小於 35%	35-41%	大於 41%
20-29	小於 34%	34-39%	大於 39%
30-39	小於 33%	33-38%	大於 38%
40-49	小於 31%	31-36%	大於 36%
50-59	小於 29%	29-34%	大於 34%
60-69	小於 28%	28-33%	大於 33%
70-100	小於 27%	27-32%	大於 32%

運動員通常體脂肪比率會偏低（依運動強度而定，甚至可能遠低於上方之建議值）。然而應注意的是，極低的體脂肪比率對身體健康可能有危害。

腰圍比胸圍重要

至於九圍，甚至是十一圍的尺寸，是非常重要的指標，我們的體重可能會因環境變化或生理變化（例如每月月經來潮）而深受影響，所以，有時體重沒有降下來，甚至是停滯期，你也不必過於憂慮，倒是該關注你的身材尺寸，有沒有規律地下降，只要尺寸變小，就表示體脂已有效地去除，這與體重下降同樣重要。

腰圍主要是有內臟脂肪的比例，根據美國哥倫比亞大學的研究，內臟脂肪的分布大半是由上往下來逐步累積，先累存在肝臟、胃及脾臟附近，而內臟脂肪的累升，除了肥胖之外，將使心血管疾病、糖尿病、高血壓等慢性疾病逐步形成的機率大為增加；根據醫學研究，男性腰圍每增加一公分，代謝症候群則會增加

百分之十四，女性腰圍每增加一公分，代謝症候群則會增加百分之五，可見腰圍影響健康甚鉅。

專家指出，亞太地區男性的腰圍超過九十公分（三十五點五吋），女性超過八十公分（三十一點五吋）就算肥胖，事實上，我們該把標準訂得更為嚴苛，因肥胖屬於預防醫學，提升標準，目的是為了防止併發症的發生，絕對是好事；所以，無論男女，只要腰圍超過八十公分，罹患許多慢性病或心血管疾病的機率升高，危險也接踵而至。

BMI 值並無法顯示體脂肪的多寡，例如很多運動選手如拳擊手，橄欖球選手等，他們的 BMI 都在三十以上，然而，他們只是肌肉結實而非脂肪多，所以，腰圍就成了肥胖與否的另一重要依據，甚至比 BMI 更重要。

所以，腰圍比胸圍重要絕對有其根據，我們努力減重，也需同時減掉腰圍尺寸。

另外一項重要的參考比率是體脂肪比，我在前幾頁附上的體脂

肪比率（％）參照表，你可根據體重機上量得的比率，依據自己的年齡查看離標準多遠；此外，荷蘭科學家狄倫柏格博士（Deurenburg P.）在一九九一年的「英國營養期刊」（*British Journal of Nutrition*）發表了一個簡易計算體脂肪比率的公式：

男性體脂肪比率 % ＝（0.567 X 腰圍）＋（1.01 X 年齡）- 31.8

女性體脂肪比率 % ＝（0.439 X 腰圍）＋（0.221 X 年齡）- 9.4
（註：腰圍單位為公分，年齡為實歲）

你亦可依此公式換算，當作參考的標準，不過，在瘦身過程中，你需要看的是體脂肪比的相對變化，而非絕對值，因體脂下降較為不易而且緩慢，只要相對值逐漸下降，就應該慶幸已達到效果。

測量腰圍時要先站立，雙腳張開約二十五至三十公分，使體重平均下放於雙腳，測量的標準位置約在最下面一根肋骨的下緣與腸骨脊的正中央水平線，無論自己測量或請家人幫忙，每次最好是同一個人，以皮尺拉緊為準。

至於胸圍，則以乳頭橫線，與背後圈成一圈，不必拉緊，量恰好的圈線即可。

腹部量點，由肚臍以下四指的丹田處為基點，繞過上臀部一圈，也要拉緊。

至於右、左大腿可量大腿最高的一圈，拉緊，右左小腿則量小腿肚最大的部位，拉緊。

女性對手臂粗大特別苦惱，所以，測量時若加上右左手臂圍也是好主意，臂圍量與身體連接之最上面部位環繞胳肢窩一圈，也要拉緊。

下面我設計兩款體重、血壓記錄表及身材尺寸記錄表，為了方便比較，體重記錄表以月為時段，尺寸記錄表則以每三個月為時段。

體重血壓記錄表　　　年　　月

月目標：由　　　公斤 → 　　　公斤

年／月／日	體重	體脂比	水分比	肌肉比	骨重	血壓 收縮壓／ 舒張壓	脈搏	備註

身材尺寸記錄表

由　　年　　月 ～　　年　　月

年/月/日						備註
胸圍						
胸下圍						
腰圍						
腹圍						
臀圍						
右大腿						
左大腿						
右小腿						
左小腿						
右手臂						
左手臂						

感想與鼓勵

記錄要誠實

美國國立體重登記處（National Weight Control Registry）曾經針對減重十三點五公斤以上，並維持減掉的體重至少一年的人士做過調查研究，發現每日的飲食日誌，對於達成減重目標有絕對性的幫助，是成功瘦身的基本要素。

研究壓力的專家安‧麥吉庫伯（Ann McGee – Cooper）認為，寫下自己的感受，是抒發情緒最好的方法，因為不會因情緒而影響別人，情感壓力得以紓解，減少淪為壓力犧牲品的可能性；就減重者而言，因為壓力會導致體重增加，寫日誌以抒發情感可以提醒並積極地鼓勵自己朝目標前進，減少放棄的機率。

近年來，國際上很多研究也支持這個論點，認為每天只要花十五分鐘寫日誌，除了減少壓力，甚至能增加百分之七十五的免疫力。

如果工作不順，甚至有人激怒你，趕快拿起瘦身日誌，而不是跑出去買蛋糕；在你還沒寫完日誌之前，你就會發現似乎壓力已消失無蹤了，想吃垃圾食物的慾望也沒了！在家裡如果你除了正餐之外，開冰箱找食物吃之前，攤開瘦身日誌定下心來，隔了幾分鐘，你絕不會再起身翻東西吃了。

寫日誌是瘦身旅程中必備的法寶，它協助你忠實地記錄三餐飲食、營養補充品、運動、睡眠情況，協助你度過誘惑、壓力，並提供深入瞭解自己的機會，你的健康及情緒的改變，甚至某些食物、事件對身體的影響變化，都表露無遺，你可藉著持續的記錄，追蹤自己的成效，朝目標前進，並即時給自己鼓勵。

寫日誌最重的基本原則，就是「真誠以對，誠實記錄」。

因為是給自己看的，所以，不要畏懼，也不要害羞，儘管把心

裡的想法和盤托出，如果你感到十分飢餓──寫下來；如果你那天有吃甜食的衝動──寫下來。這絕不是什麼罪惡，你與其他「凡人」都一樣，這是減重第一階段甚至其他階段都會出現的典型反應，你很「正常」。

其他各種身體反應也要忠實記錄，在排毒期間，可能偶爾身體會發癢，皮膚有時候也會局部起疹子，這些副作用其實是好的徵兆，而且十分平常，表示你的身體正在進行淨化，甩掉脂肪的作用也正發酵中；如果情況不是十分嚴重，或造成身體極端不適，那就不必擔心，但你必須記錄下來，使自己瞭解狀況，一陣子之後，這些狀況就可能消失，那也表示你身體朝更健康方向進展。

當你進行到第二、第三飲食階段，逐步加入其他食物時，寫日誌對你特別有幫助，你會發現對某些食物特別有反應，例如：腹脹氣、胃酸多、放屁，或有睡意、頭痛，甚至腹痛等等，你可根據日誌記錄，持續追蹤這些食物對身體的影響、反應，藉此清楚分辨，那些食物是潛在體重增加的根源，進而進行掌控調整。

寫日誌的時間是很隨意的，有人喜歡隨身攜帶，有感而發時馬上可以記錄，這是很好的方法，等到晚上回家時，再查看一下補足資料即可，那麼，你的日誌就選小一點的；有的人喜歡在晚上上床之前，利用約十分鐘的時間好好回顧當天吃過的東西，自己的心情寫照，工作、生活的反思等等，在固定的時間，養成每日寫日誌的好習慣，也是很棒的。

如何設計你的瘦身日誌

只要到書店、買一本便宜有空白頁的日誌本，就可以馬上進行你的瘦身日誌；或者，你可以用電腦設計自己的日誌頁面，加上一些可愛的圖案，列印成漂亮的彩色版，歸在檔案夾裡。

瘦身日誌有些基本要素，是必須涵蓋其中的：

一、年／月／日
這是哪一年、哪一天發生的事，開宗明義需先載明。

二、哪一階段

我把瘦身的飲食階段分為三個階段，所以，最好在標題上顯示屬於那個階段。

三、目標

當然，我們已做了目標視覺化的管理，然而，在日誌中，你可加入那個時段很實際的小目標，例如：你可以寫上「我的腰圍減小兩公分」，或「那件紅色套裝可套上扣子」，或「左右大腿的脂肪團消除」等等，然後，決定下一個階段的進階小目標，這些小小的進步與提示，對你而言極為重要。

四、獎勵

你所花的努力，值得表彰，無論是別人的讚美鼓勵，或是你自己覺得很滿意的表現，都要寫在日誌中給自己精神上的鼓勵；若有實質的獎賞，例如一趟 SPA 之旅，一個漂亮的皮包，輕鬆的下午茶，或者買件喜愛的衣服等，也得記錄下來，讓自己持續開心。

五、三餐、點心、飲料等

飲食記錄是重點,從一早的小紅莓汁加洋車前子殼,溫熱檸檬水,到早、午、晚餐及中間的點心,都要詳實記錄,如果你當天按捺不住,「偷」吃了什麼,也不要隱藏,老實地寫下來,這些誠實的記錄,才能真正反映你的身體狀況,對達成目標極為重要。

六、補充營養品

每天的補充營養品及劑量,要忠實記錄,如果當天外出或忘記了,沒關係!隔天別忘了就好,過去的就算了,不必加倍攝取。

七、體重、血壓

每日的體重、體脂比、水分比、肌肉比及骨重等,可先記錄在日誌中,再抄列到總表中以做比較;或者你也可以直接記錄到總表上。

八、尺寸衡量

每兩週量的尺寸,也可記錄在日誌本中,當然,直接寫在我設計的總表也可。

九、思考你吃的食物

寫下任何你與食物的關連及感想，你是否常想著某類食物，你是否覺得胃口很好或很壞？你是否覺得食量變小了？你是否比較不好吃了？你是否不需要糖或咖啡因提神了？碳水化合物是否不那麼重要了？你對減重過程有無因食物引起的挫折？

十、健康記事

你的經期較規律嗎？經痛情況是否減輕？皮膚是否更白皙明亮？黑眼眶改善了嗎？排便正常嗎？一天排便幾次？小便是否清澈無味？你的情緒是否更穩定？焦慮感減少了嗎？是否更不易疲倦？更有活力嗎？

十一、運動習慣

你花多少時間運動或快走？運動中及運動後的感覺如何？是否每天越喜歡運動且越來越容易？運動後有無泡澡？感覺如何？

十二、睡眠時間

你是否在晚上十點半以前就寢，或者更早、更晚？為什麼？你有睡足八小時嗎？感受如何？睡眠對體重有影響嗎？

十三、工作及生活反思

今天工作有無不如意情形？你作何反應？因此吃零食了嗎？生活中碰到開心的事嗎？有沒有人批評你？難過嗎？要如何積極正向，活得更開心？

十四、每日獎勵

就算安安穩穩，好像不足為奇，也要回想一下今天的過程，找出一件自己覺得不錯的事，好好讚美自己一番，持續保持這個「好方法」，只要發現任何積極正面的事情，就好好張揚一下，寫下：「我今天做了……事情，表現很棒呢！」如果有別人讚美你，你更要感恩，好好記錄，來日以更優良成績反饋。

瘦身日誌範本　表一

階段： 第　　階段　　年　　月　　日

△我的階段目標：我一定要

☺ 達成目標的獎勵：

★我今天的飲食

時段	飲食列舉
剛起床	
早餐前	
上午的點心	
午餐	
下午的點心	
晚餐前	
晚餐	
晚餐後	
補充營養品	

瘦身日誌範本　表二

★體重與血壓

體重	體脂比	水分比	肌肉比	骨重	血壓

★測量尺寸

胸圍	胸下圍	腰圍	腹圍	臀圍	

右大腿	左大腿	右小腿	左小腿	右臂圍	左臂圍

★食物反思：

★健康記事：

★運動：

★睡眠：

★工作及生活反思：

★給自己一個「讚」，獎勵一下：

第4章

心情快樂才會瘦

壓力是變胖的重要原因

我以前每年都要到歐洲，參加我代理的 TMI 國際管理顧問公司年度全球大會，大部分人一年就見這麼一次，看到老朋友身材像吹氣球一樣的膨脹，也不是什麼奇怪的事，尤其那些剛剛入行受訓完畢，開始上台授課的講師，在頭一兩年，好多人的身材都會嚴重變胖，原因是生手上台，課程不熟、經驗不夠，這種心理壓力是很大的，所以，下了講台之後，最直接有效的放鬆方式就是大吃一頓，以此慰勞自己，加上外國人又很喜歡喝啤酒，一個個啤酒肚就出來了，我發覺，我的外國同事，無論男女，入行頭幾年不變胖的比率幾乎少之又少，這些工作的壓力使人不斷以美食做為減壓的工具，短暫的放縱療效，讓人變成習慣的模式，而忽略了這種生活習慣長期對身體健康以及惡性循環的影響。

我有一位擔任報社主編的朋友，每天在截稿的時間壓力下，神經老是緊繃著，無論中午、晚上常錯過了正常吃飯也不覺得餓，等到稍喘口氣想到吃東西時就隨手抓個麵包往嘴裡塞，下班時早已過了吃晚餐時間甚至都要宵夜了，這時精神放鬆反而好想大吃一頓，在補償心理的使喚下澱粉類、炸雞類、甜點類是最能滿足口腹之慾的，「今天先吃，明天就開始節制了！」每天都是明天再說！一路下來，年終結帳成績可真驚人，她一共胖了十五公斤。

有些人感情觸礁，與男或女朋友分手，失戀者內心充塞著怨恨、不平、嫉妒、憤怒以及自憐等等複雜交錯的「複合情緒」，最容易直接採用的制衡方式就是「無限制地吃」，在戀愛期間為保持身材而控制不敢吃的食物，此刻的報復及自暴自棄心理，讓他們豁出去了，「反正已經沒人愛了，為誰辛苦為誰忙？」這種現象無論男女，發生的機率都非常高。

有些太太在與先生吵架之後，除了用他付錢的信用卡大事瞎拼（Shopping）之外，最直接立即的方式就是抓起家中的零食猛吃，或一氣之下不甘為對方洗手作羹湯，乾脆自己逃出家門大吃一

頓；另外，有些男士則因妻子嫌他體重過重，又不懂好好調理，在家吃飯時，限制他吃油吃肉，只給他燙青菜吃，這個男人表面上「尊妻嚴管」，私底下在外應酬餐敘時，趕快大吃特吃，把平日「不准吃」的補回來，甚至盡量籍故不回家吃飯，以致太太完全不解，我明明限制你，只給你吃水煮菜，為什麼你越來越胖？

如果經過家庭或環境突發事件的極大打擊，例如：突然失去至愛、至親、摯友或相互依怙的伙伴等等，在情緒失調、感情失衡的情況下，會產生兩種極端的情況，一種是寢食難安，食之無味，以致日益消瘦；另一種是突然無法自制，以大吃、猛吃、隨時吃來填補空虛，消磨時間，以致短期之內體重急速上升，自己也不在乎，任其頹廢。

這些例子，都是重重連續性壓力影響下的惡性循環，所以，若要根本解決肥胖的問題，必須循序找出真正造成壓力的來源，並正視面對，根本解決，否則，只是治標無法治本。

壓力──無形的病毒

面對快速變遷的社會，生態環境的威脅，食物安全的不確定性，工作經濟的變數，人際關係的日趨複雜，使得生存其中的人類，無論生理或心理方面，都遭受前所未有的侵襲，我們稱之為「身心壓力」。

壓力（Stress）原為力學的名詞，根據物理學所下的定義為：當物體的某個區域受到來自外界的作用力時，物體內部在該區域所產生的抵抗力。

由此定義顯示的壓力公式為

$S = F / A$ （ S：代表壓力

F：代表外界的作用力

A：代表受力的面積）

當壓力的定義被運用到人體上時，就有著身心二元的複合意義，意即：當我們的身心接觸到外界的冷熱、傷害、病症、或自己的、他人的精神壓迫等刺激時（相當於外界的作用力），身心會自動操作防衛系統，呈現出反抗力量，此時的反抗力（相當於內部的抵抗力），我們統稱之為「壓力」，而將會產生壓力的刺激，稱之為「壓力來源」。

在人體壓力的定義中，壓力的公式可引申為：

$S = F / A$（S：代表身心壓力

$\quad\quad F$：代表壓力的來源

$\quad\quad A$：代表個人身心的強弱程度）

如果一個人的身心處在非常不良的狀況，當受到壓力來源的侵襲時，由於身心承受力十分虛弱，所以，會感受到強大的壓力風暴，甚至無法承受；反之，如果一個人身心處於極佳狀況，即使受到壓力來源的入侵，仍能冷靜以對，擊退之而免受傷害。

很多人以為壓力屬於精神層面，而歸諸心理範疇，這是身心二元化的看法；其實，任何精神心理的壓力，必然反映到生理，

這是身體防衛系統或慣性力量的呈現，而身體受到壓力刺激產生的反作力或疾病，也馬上反映在心靈方面，隨時記錄、累積；我們的喜怒哀樂常來自生理的感受，而心靈發出的喜怒哀樂訊息，也隨時印記在我們身體各部分。

身心二元的壓力因果循環，可以用以下二圖表示：

壓力循環

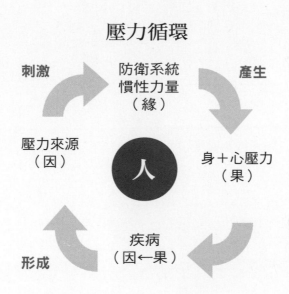

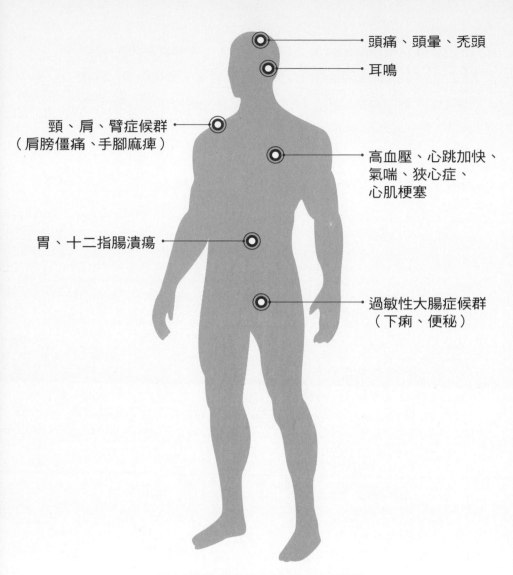

頭痛、頭暈、禿頭

耳鳴

頸、肩、臂症候群
（肩膀僵痛、手腳麻痺）

高血壓、心跳加快、
氣喘、狹心症、
心肌梗塞

胃、十二指腸潰瘍

過敏性大腸症候群
（下痢、便秘）

壓力引發之症狀與病症的人體圖

情緒管理才會瘦

我有一位當年中廣合唱團的朋友,他是男高音,歌聲非常美妙,是獨唱的好人才,一度生病之後,被診斷為咽喉癌,醫師估計他最多活不過一年半;這真是晴天霹靂,除了可能永遠喪失歌唱的能力之外,性命也岌岌可危。

這位勇敢的鬥士不向命運低頭,除了積極接受化療之外,更尋求中藥補充身體的免疫力,大量食用靈芝、冬蟲夏草,在治療過程中,雖然痛苦萬分,但他鬥志激昂,心中一盞明燈就是不服輸,要活下去;很多醫生都發現,一個癌症病人的意志及情緒,會影響他的免疫力,我的朋友多管齊下,用盡各種方法,但我覺得最大的助力來自他樂觀向前的情緒,使他渡過重重難關,他不僅活了下來,且已多活了十二年,現在還天天看股票,

連醫師都認為是不可多得的「奇蹟」。

肥胖雖然不像癌症，短期足以致命，然而，如果我的好友都能戰勝病魔，相較之下，戰勝肥胖似乎不再是人生的難題了。

話雖如此，但一般人很難不受情緒的影響，而情緒失調產生的心理壓力，卻是促使人行為失常，無法自主，身、心折磨變成肥胖的主因。

或許你會發現周遭有些朋友，情緒起伏不定、常常焦慮不安、容易恐慌、不滿生活、憤世嫉俗、容易暴怒，事後又後悔不已，他們在發洩情緒時，最常用的方法是暴飲暴食，所以，很快地囤積脂肪，越肥胖，越抑鬱，越暴躁，如此惡性循環，成為病症。

如果觀察辦公室同事或一般上班族，最常見的解壓方式就是吃東西，很多人拿著零食不自覺地往嘴裡送，花生米吃完吃薯片，巧克力也很棒，下班後坐在電視機前又是手拿零嘴，無限制地吃，其實這是用吃零食來轉移注意力，以發洩自己的壓力；捫心自問，我們每個人都曾發生類似的狀況，而這種減壓方式，

會不自覺地成為慣性行動，成為肥胖的一大主因。

為了對抗有害的壓力，瞭解自己的情緒、壓力以及壓力來源是非常重要的；誠實地面對自己，靜心思考你的壓力徵兆，找出壓力根源並勇於突破，是最好的對策，否則，如果壓抑情緒，也許短期之內會有減重的效果，但很容易復胖，且一發不可收拾，因內在的火山爆發是擋不住的。

下頁的分析表格，可以協助你釐清思緒，正面以對，我不能保證你立刻壓力盡除，那是不可能的，何況適度的壓力有助於進步；然而，它可讓你更瞭解自己的情緒狀況，逐一克服。

經過以上的紀錄、分析，我想，你對自己的情緒壓力及壓力來源應該更加瞭解也更能掌握了，養成管理自己的壓力，使其正向化，成為你的助力而非阻力，是每個人一生的課題，我列出十個減少壓力的方法指標，期待對你有些幫助。

範例

瞭解情緒及壓力

日期	我的情緒	身體反映現象徵兆	為什麼	壓力源	如何因應（我的積極作為）
2012 / 10 / 11	大發脾氣、罵人、摔東西、嫉妒	呼吸困難、頭痛、情緒低落、失眠	自尊心受傷、老闆說我行動遲緩（明知我胖嘛！）Amy 補一槍一腦筋也不怎樣	主管、同事 Amy	大發脾氣隔天還是得上班，其實老闆對我的延誤已經有所包容，我要主動道歉。至於 Amy 長得苗條又漂亮，我是嫉妒她，所以我自已要努力瘦身。
			以下類推		

你的功課

瞭解情緒及壓力

日期	我的情緒	身體反映 現象徵兆	為什麼	壓力源	如何因應 （我的積極作為）

減少壓力源的十個指標

1. 個人的壓力指示公式：
   - 壓力！（意識到，但未作任何反應）
   - 我是否願意繼續這個反應？（責任）
   - 我能夠做些什麼來改變？（行動）

2. 當您有挫折時，試問您自己：讓自己變得興奮是否能幫助這個情勢？總之，誰會為我的反應付出代價？

3. 整天忙碌之中，我是否會適時的暫停、喘口氣？我是否能夠規則且適時的喘息，以便讓我保持心平氣和，請記住，只有兩個情形並不適合呼吸：當您在水裡及強烈毒氣之中，否則，請持續呼吸！

4. 我今天是否做了任何休息充電呢？雖然您的身體有承受壓力的本能，但仍需有適時的休息。

5. 您是否嘗試過一些降低壓力的簡便練習？

· 用鼻子寫數目字，以放鬆脖子。

· 五次深呼吸，可在會議中進行。

· 緊縮式的肌肉漸進放鬆。

· 擴張下顎練習以減輕緊張程度。

· 放鬆肩膀。

6. 睡覺：我晚上上床睡覺時、早上清醒時，我告訴我自己什麼？

7. 壓力管理的三個 C：

Challenge（挑戰）：提出「行動性」字眼面對「問題」。

Commitment（承諾）：不管您決定做什麼，要承諾做好。

Control（自控）：請問您自己，「我能夠做什麼」？

8. 有關您的壓力源？

· 什麼是您能夠做的？

· 哪裡可以得到幫助？

· 什麼是您無法掌握及控制的？

9. 每天請問您自己這個問題：

　　今天我能做什麼？使我的日子更容易一些？

10. 您不斷地運動嗎？

心情快樂才會瘦

想要跳脫不斷減肥的惡性循環，當然必須做有效的瘦身管理，但要有效地瘦身管理，首要之務即是認真對待自己的情緒，拔除毒害的負面情緒，建立積極進取的正面情緒。

我常說——觀念影響態度、態度影響行為、行為左右一生；用在瘦身管理也是一樣的道理，您的思想影響態度、態度影響您的行為、行為影響瘦身目標的成功；究本追源，您的思想與態度，是左右瘦身成敗的最重要因素。

如果嘴巴天天說要心情愉快，卻事事計較，老是想不開，生完老闆的氣接著生先生、孩子的氣，生完朋友的氣接著生自己的氣，時刻在負面情緒中循環無法跳出，不只身心受到殘害、沮

喪、失望強加於自身的壓力，更會為暴飲暴食找到藉口，瘦身計劃時走時停，永無成功之日。

瘦身EQ管理首先需建立光明健康、積極向上、寬容大度的思想，我以下面幾則消極與積極思考模式的對照，讓您瞭解調整心態的重要，以及正向積極的觀念會讓一個人去除煩惱，迎向快樂。

我們的腦部記憶體，記錄著所有的思想心態及因之反應的行為模式，當你的消極思想累積遠多過於積極思想時，在提取反應的行為模式時，很容易地由負面情緒中提出，就反應了負面的行為模式；然而，如果我們的積極思想累積遠遠多於負面思想時，你很容易由正面情緒中提取，也就反應出正面行為模式；而情緒及行為反應模式，由於出現頻率的多寡，也會產生慣性的作用，有些喜怒無常脾氣暴躁的人，他們似乎永遠以暴怒來反應，真是其來有自，反之，一位性情溫和的人，他們的情緒也極為穩定不易發怒。

瞭解自己的負面思想及情緒，面對它，積極地以正面思想及情緒取代之，你才能迎向健康快樂的人生。

範例

消極思考、心態 VS 積極思考、心態

面向	消極思考、心態	積極思考、心態	積極反省、改進
1 家庭方面	先生最近常加班，回來就說好累，對我不聞不問，不知有什麼心事？我現在體型過胖，他是不是有小三了？	先生工作繁重，可能有些煩惱不讓我擔心，他責任心很重，一向很愛我、愛小孩，我要更加關心他。	瘦身計劃該開始了，我要做先生喜歡又健康的菜，讓他營養精力充沛，好久沒一起看電影了，下星期安排一下，好甜蜜！
2 工作方面	每次問主管問題要如何解決時，他總是不高興地說：「如果每次都是我告訴你答案，那要你做什麼？」就是想不出來才問你啊？主管就那麼神氣？等那一天有機會一定把你幹掉！	主管訓我很有道理，他是要我學習找答案，自己解決問題，他在訓練我的獨立思考及執行的能力，我該感激他並努力向他學習。	我應多尋找資料、資訊，先試著解決問題，若還是不行，也要提出至少兩個方案讓主管決定。
3 人際關係方面	有的人很難相處，像Linda就是，你說你去過東京灣遊船，她趕快說她早去過好多次還去了夏威夷呢！她嫉妒心好強非得把別人比下去不可，真討人厭！	Linda只是喜歡炫耀一下她的事蹟罷了，何況她也真的去過，每個人個性不同，她也有好多優點，滿足她的發表慾，她反而貢獻更多呢！	你心裡討厭一個人，他也一定不喜歡你，尊重每一個人的差異性，我下回要再問Linda，你去過那麼多地方，好棒，分享一下如何？
4 財務經濟方面	怎麼這麼快信用卡帳單又來了，百貨週年慶購物台的分期列一列，壓力好大，如果當初嫁給小楊就好了，看到她太太拎個名牌包多闊氣，我先生還叫我要節省一點，想到就有氣，反正省不了多少錢，乾脆花掉算了。	我先生努力工作，又很顧家，全家身體健康，這就是福氣，雖然經濟不像別人那麼充裕，但還過得去，現在好多人失業呢，我們要更加努力，讓工作表現更好，也會更有「錢」途。	分期付款就是負債啊！好像受到誘惑買了太多不需要的東西了，化粧品一年都用不完呢，如果沒有這些花費，每個月可省下一筆錢投資基金呢，明天起除非必要，謹慎消費。
5、 個人成長方面	為什麼老王一上台簡報就引經據典，投影片做得那麼棒，還得到副總的嘉許，我一上台被問兩個問題就傻眼了，老王還偷笑了一下，又什麼了不起嘛，落伍就落伍哼！逼急了大不了不幹！	老王真是博學多才，演講起來多精彩啊！他一定努力搜集資料，下過很多工夫練習，我一定要檢討，我不夠用功，準備又不充分，難怪掛彩，我一定要改進。	我要向副總道歉，並承認自己的不用心，請求原諒，我要立即向老王恭禧他的傑出表現，並向他虛心討教，他一定會幫我的。

你的功課

消極思考、心態 VS 積極思考、心態

面向	消極思考、心態	積極思考、心態	積極反省、改進
1 家庭方面			
2 工作方面			
3 人際關係方面			
4 財務經濟方面			
5、 個人成長方面			

激勵與獎賞才會瘦

我們一生中，與自己關係最親密的人是你自己，時刻相伴最瞭解你情緒的也是你自己；很多人需要靠外力的激勵、獎賞，才能開心快樂，這種情形十分危險，若別人無法符合你的期待，給予正面的回應鼓勵，可能馬上受其影響，變得失望沮喪，甚而情緒低落。

靠人不如靠己，培養自我激勵的能力，適時適度給自己獎賞，是建立樂觀自信、開朗、進取，維持穩定快樂情緒非常重要的法門。

瘦身管理的過程，是一個需要花費時間、精力，改變生活習慣、培養正確觀念、以朝向目標前進的長期戰鬥；心理健康直接影

響到身體的健康與能否持續努力的鬥志，所以，激勵與獎賞，無論來自自我本身或是外界的力量，都十分有益，但發自內心「愛自己」、「欣賞自己」的力量，卻是最恆常有益的支持。

首先，在每一天的生活中，一大早如何面對自己是最重要的開始，我建議你一早醒來進入浴室時，看著鏡中的自己，給自己一個大大的微笑，並在心中告訴自己「我今天一定要比昨天過得更棒、更好、更開心，我今天一定要更進步、更有成長」。這不表示你昨天過得不好，而是，你每天都在進步，這是一種直接的自我激勵，有趣的是，當你看著鏡子告訴自己，你「決定」過美好的一天時，通常快樂的情緒就開始點燃了，你無論在家裡或出去上班，途中見到的人、事，到辦公室接觸的同事、主管，都變得更為可愛可親，我在企業界幾十年輔導的經驗，就以這個簡單的方式，協助好多容易沮喪的學生，讓他們一早就拋棄陰霾，投入積極正向的情緒，效果斐然，相信對一般人也一樣奏效。

另外，在瘦身過程，由於生理開始變化，我們更不可不修邊幅。每天打扮得光鮮亮麗，絕對有助於心境開朗，無論在家人士或

外出上班族，「切記」愛自己的基本方式，無論男女，就是呈現最美、最帥的樣貌，讓自己看得開心，然後，別人看到你也會眼睛一亮地讚賞你。把漂亮的衣服，好久穿不下的較小尺碼衣物找出來，逐漸讓「身體」套上去，等到可以穿出門亮相時，你會很有成就感，保證快樂像雲雀；男士們注意頭髮適時修剪，裝扮合宜，女士們得將粧容打扮得賞心悅目，衣服搭配不妨更加活潑，色彩多些變化，別老穿些烏漆抹黑老氣橫秋的衣服，小小的彩色裝飾，也會讓心情大不同。

我們也要試圖尋找一些讓自己快樂的小偏方。我個人非常喜愛泡澡，泡澡可增進血液循環，是運動後持續增進燃燒脂肪的良方，每次以不同的香氛泡澡趣味無窮，以玫瑰風味泡澡時，我會取一朵粉紅玫瑰花瓣灑在浴缸，自己輕撫如凝脂之細膚，想像楊貴妃在華清池入浴的美景；如果泡的是薰衣草，我會多加入一大匙紫色乾燥薰衣草，享受美妙的香氣，當然，在冷冽的冬夜，一盞小燭，長笛奏鳴曲輕訴衷曲，會讓人渾然忘我，幸福感油然而生。

不必花大錢就可享受的快樂源泉，在每日的生活中唾手可得，

養成隨時吸取快樂芬多精，注入身心靈，以感恩的心過著每一天，日日是好日，時時是良時，幸福充滿你的心，你的身體也會反映正面能量，壓力減少，不會暴飲暴食，身心平衡，愈趨健康；身心越健康，你的瘦身管理越能發揮綜效，目標也越能按時達成。

如果在瘦身階段，我們達到了小目標，適時地給自己獎勵也是應該的，你可以在月目標達成後，給自己放一個假，品嚐一次下午茶，或做一次 SPA、看場電影、吃一點平常捨不得吃但不致發胖的小東西、買個小禮物犒賞自己等等，都是很好的方法，你會發現，這些小小的鼓勵足以讓以開心不已，「甘願」為下一個目標繼續努力，而快樂的情緒也會持續良久，讓你不只不會覺得苦，反而愉快地前進，期待下次的成功很快出現。

快樂渡過每一天，幸福自在你身邊；越快樂，你的瘦身目標越容易達成，讓我們笑口常開，天天開心。

第 *5* 章

吃飽才會瘦

挨餓反而不會瘦

每個人都知道「餓虎撲羊」的道理，越飢餓的老虎越兇猛，獵物一出現馬上急速追趕，不達目的誓不罷休，可憐的小羚羊立即粉身碎骨。

人體的機能反應也是一樣，你讓它不停地挨餓，理性地看著東西不敢動手，壓抑飲食的慾望，上意識明白你是在「減肥」，然而，我們的身體內臟等維生器官並沒有帶著會思考的腦袋，它們餓得莫名其妙，以為碰到天敵，發生饑荒，外在環境鉅變，你無法找到食物，所以一有機會就開始「囤積糧食能量」，看到食物就使出餓虎威力，大口撲食，然後「捨不得」消耗，生怕又碰到饑荒挨餓，所以吃什麼就積蓄成最難被消耗的脂肪。

「餓怕了」的身體機能反應，每個人在生活中可能都經歷過；當我們強忍飢餓，以意志力長時間控制食慾，或僅以少量不均衡的食物聊備一格，讓自己不斷不滿足及營養不良，等到火山爆發，意志力崩潰那一刻，你會像猛虎出閘，見到什麼就抓什麼，大口吞噬，屆時那有什麼理智？那有什麼禁忌？吞了再說，連多嚼兩下都嫌浪費時間。

挨餓的結果是吃得更多，閘門一開就暴飲暴食，無止無境，很多減重者一旦挨不過飢餓，放棄持續的動力時，開始大吃大喝，不但復胖，而且比未做減肥計畫前更胖，惡性循環不斷，所以，「越減越肥」不是沒有道理的。

吃對食物才會瘦

人體是非常微細的組織系統，我們靠著各種吃進口中的食物，經過消化、分解成最小分子，成為營養元素，以進入血液，輸送到各器官以支援生命；身體要健康強壯，消化及循環系統必須運作良好，我們常說「病從口入」，事實上，生命健康也由入口開始，因果循環，吃什麼就會反映什麼，身體的維生機器，全靠吃的食物來正常運作。

維繫人體生命的營養元素，主要由六大部分組成，分別為蛋白質百分之十八、油脂百分之十五、碳水化合物百分之二、礦物質百分之四、維生素百分之一，而剩下的百分之六十就是水分了，我們常戲稱「女人是水做的」、「女人是禍水」等等敘述，似乎陷女人於不義，事實上，「男人也是水做的」，身體中百

分之六十成分一樣是水。

分析人體組織的比率，除了比重最高的水分之外，蛋白質和油脂是比率最高的組織元素，碳水化合物反而最少；根據普通常識去思考，支援維生系統的營養元素攝取，應該是按照身體組織的比率高低去吸收才對，然而，一般人的飲食習慣，碳水化合物涵蓋在大宗食物中，也許不知不覺已是過量了，因為，並非只有米飯、麵包，雜糧富含澱粉，蔬菜、根莖菜類及水果，也都含大量澱粉及轉化為碳水化合物的醣類；西方人的早餐習慣是土司、麵包搭配一杯咖啡或牛奶，其中，除牛奶含一點蛋白質之外，其他都是碳水化合物；即使中式的饅頭、燒餅加豆漿，也是一樣的道理。長此以往，提供給身體的營養元素是不均衡的，而且不是按照身體所需營養的正確比率去供給，難怪造成很多慢性病，肥胖人口越來越多。

美國農業部在一九九二年發布飲食金字塔，迅速成為世界各地人們營養攝取的標準，它分為四層，由下而上，由多而少，建議我們每日攝取的營養素：

油類
鹽
糖類
每日少許

蛋類
牛、羊、家禽、
各種肉類
豆類
每日 2-3 份

各種乳類
乳酪類

每日 2-3 份

生鮮水果
每日 2-4 份

各類根莖綠色蔬菜
每日 3-5 份

五穀雜糧、麵、飯、麵包類食物　每日 6-11 份

少吃糖絕對是醫生及營養專家推崇的,因為多量的糖會震盪血糖變成糖尿病,也是導致肥胖、內分泌失調的主因,而我們身體組織的碳水化合物只有百分之二,實在不太需要過量的糖來支持,然而,以上的金字塔卻要你攝取大量的蔬菜、水果及五穀、麵包等,少則總共十一份,多則達到二十份,而這些食物全部都會屬於碳水化合物類,能讓血糖快速震盪,除了綠色蔬菜的纖維素之外,其他豆類、白米、麵粉、五穀類、米的澱粉、水果中的果糖都能快速轉化成糖,所以,雖然我們避開了頂層的糖果餅乾,但吃了大量很甜的水果及麵包,也等於吃進過量的糖,而形成囤積脂肪導致肥胖及很多慢性病的原因。

我在希臘克里特島旅行時,發現它是世界最長壽者居住之島,它的居民癌症死亡率只有美國人的二分之一,心血管疾病死亡率却只有美國的二十分之一。

克里特島人推出了獨特的「地中海模範飲食金字塔」,建議每日攝取的營養素及量,共分為由下往上,由多而少的十一層:

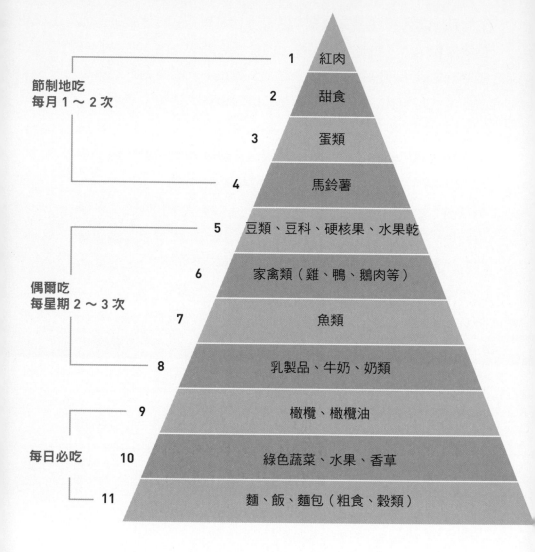

節制地吃
每月 1 ～ 2 次

1 紅肉
2 甜食
3 蛋類
4 馬鈴薯

偶爾吃
每星期 2 ～ 3 次

5 豆類、豆科、硬核果、水果乾
6 家禽類（雞、鴨、鵝肉等）
7 魚類
8 乳製品、牛奶、奶類

每日必吃

9 橄欖、橄欖油
10 綠色蔬菜、水果、香草
11 麵、飯、麵包（粗食、穀類）

地中海模範飲食金字塔的優點是加入了大量的香草及優良的油脂（橄欖油），這是克里特人健康長壽的食物因子，他們以富含不飽和脂肪酸的橄欖油大量加在青菜沙拉中，在麵包派餅中加入大量野生香草，採低溫烹煮食物，不以高溫炒、炸，做甜點多以天然蜂蜜、水果乾為主要食材，鮮少使用砂糖，不經過加工的天然食物蔬果，少量的乳類及肉類，很多人也遵循古希臘的傳統，一天只用兩餐而非三餐，早餐是啟發之餐，吃各類雜糧麵包、果乾、堅果、起司、羊乳、蜂蜜甚至供應酒；午餐必吃沙拉淋大杯橄欖油及其他主菜，符合倒金字塔的三餐原則，早餐吃得好，中餐吃得飽，晚餐吃得少。即使如此，地中海飲食金字塔仍然攝取了過多的碳水化合物。

美國農業部的飲食金字塔只說減少油類攝取，而我們的身體組織卻有百分之十五是油脂，如果都不敢吃油，似乎也不符所需，所以，有許多研究顯示，攝取優良油脂是人體所需，甚至有助於減重，對於「油脂」的恐懼感應該更正了。

它們二者卻完全沒提到占人體百分之六十的水分，就因為水分

占著人體組織比率如此高的份量，所以，忽視水分的價值，不攝取足夠的好水，必然會引發許多病症。

歸根究柢，依據身體組織元素的比率，去攝取平衡的營養，應是健康的根本之道。

食育──認識身體均衡營養才會瘦

瘦身管理能否成功，根據 In And Out 的原理，你吃了什麼，就會長成怎樣，選擇正確的食物，幾乎是成敗的關鍵。

認識身體機能與瘦身之道

飲食的教育──「食育」，主要在培養正確的飲食觀及建立良好的飲食習慣；這是瘦身管理的執行推手。

瘦身管理不只是減肥而已，它是一個調整、修復身體機能的自我照護旅程，也是重拾健康身心、自信樂活的重大變革。以下幾點有助於你建構正確的飲食觀念：

一、肝膽相照燃燒脂肪

在正確選擇有益瘦身又能活化身體機能的食物之前，我們必須瞭解肝臟與減重之間的驚人關係，讓脂肪新陳代謝活化，藉以積極燃燒的主要器官，就是肝臟；如果養肝護肝得宜，與膽囊必然合作無間，由肝臟的合成、儲存在膽囊的膽汁即可支持肝臟以分解脂肪，然而，如果膽汁營養不良，或含有過多的毒素、藥物殘留、重金屬或化學成分等等而阻塞，或濃度太稠，就無法發揮應有的功能。

一般人的常識，認為肝臟是解毒的器官，事實上，是「肝膽相照」，肝臟製造合成出優質的膽汁，並協助稀釋膽汁，才能發揮排毒的作用，過多的脂肪囤積也是身體的毒素，寶貝你的肝臟才能真正分解油脂、排出體外。

寶貝你的肝臟你必須每日餵養它最喜愛的營養素，「卵磷脂」是膽汁構成的要素之一，它如同清潔劑般的高效乳化功能，可迅速分解脂肪，所以，吃富含卵磷脂的蛋類，以及每日兩次喝加了純水的稀釋檸檬汁，對於充實肝臟機能及稀釋膽汁有絕對的效益。

二、淋巴系統──身體的清道夫

美國一位備受尊敬的心臟病學專家傑瑞德‧雷蘭爾博士（Gerald M. Lemole, M.D.）在西元二〇〇一年出版了一本書──飲食療法（The Healing Diet），提出淋巴系統與全身的健康密合關係；淋巴系統遍佈人體全身的皮膚底下，是一般不為人知且不大受人重視的第二循環系統。

無處不在的淋巴系統負責身體有毒物質，各種細菌、死亡的細胞、重金屬、農藥殘留、未消化的脂肪球、蛋白質等等的清除重任，所以，是盡忠職守的偉大身體清道夫。

就瘦身管理而言，我們陳年累積的脂肪團、脂肪球，包括最容易囤積的大腿、腹部、臀部等，與遲緩的淋巴系統有直接的連帶關係，試想溝渠管道沒有定期清理，阻塞累積的結果必然發臭生菌，毒素叢生，所以，扮演清道夫的淋巴系統，積極地維護健康並讓脂肪逐步清除。

活化全身的淋巴系統，是減重者必須努力的。

三、認識可燃燒脂肪的好油

現代人對於「油脂」幾乎到了「恐懼」的程度，廠商推出無數低脂、零脂的奶品、食品，由於顧及美味口感，卻加入大量的碳水化合物，所以，我們吃下的是多數不含脂肪的碳水化合物，例如西洋人愛吃早餐麥片，穀類，加入零脂的牛奶或優格，以為這樣「除脂」就安心了，不會發胖，其實吃進了太多的碳水化合物（等於糖），而越是常態多量攝取變製的碳水化合物（例如通心粉、麵包、麥片、餅乾等等），越迫切需要這些食物，達到撫慰的作用，以致變成肥胖的主因。

過多的錯誤觀念，讓「油脂」被醜化了，大部分想要減重的人第一個想到的就是「滴油不沾」以免「長油」，所以，雞鴨必去皮，青菜採水燙，豬皮不可沾，可是卻吃麵包、麵條、麥片，而吃進大量碳水化合物。

對於支持生命能量的卡路里與身體組成要素脂肪、蛋白質與碳水化合物的關係，我們必須有正確的認知。

我們的身體為何特別喜歡儲存脂肪？因為身體燃燒了一公克的

蛋白質或碳水化合物，只能得到四大卡的卡路里，而燒完一公克脂肪，卻產出九大卡，投資報酬率有兩倍多，所以，儲存脂肪成備用能源是明智之舉，但並非只有油脂會被轉換成脂肪儲存，過量的碳水化合物與蛋白質，同樣都會化為脂肪儲存，而且轉換的速度更快，更猛。因為各種營養素化成脂肪儲存前都要先轉成糖，碳水化合物轉糖的速度最快最簡單，其次是蛋白質；油脂類無論是飽和、不飽和、植物、動物、Ω3、Ω6等等，不是吃下去就存起來，而是先在消化道分解成最小分子的脂肪酸，才能放行進入血液與淋巴系統中循環，再進入細胞；而蛋白質與碳水化合物也需分解為最小分子的胺基酸與糖，才能經過血液或淋巴輸送進入細胞。

因為細胞膜是油脂做成的，對於脂肪酸立刻放行，然而對於胺基酸與糖就必須取得其他通行證，經過運輸，擴散作用才允許進入細胞。

歐洲的醫生，在治療和經前症候群有關的問題時，使用富含次亞麻油酸（gamma-linolenic acid／GLA），俗稱月見草油（evening primrose oil）的產品，意外發現使用的婦女，非但改善了惱人的

問題，更得到「減掉體重」的附加價值。

月見草油中的次亞麻油酸，可促進新陳代謝中非常活躍的棕色動物性脂肪組織（brown adipose tissue / BAT）的流通，如果這種特殊脂肪量夠多的話，不但可增加活力並燃燒多餘的卡路里；而次亞麻油酸所製造的腎上腺素，可以調節多方面的新陳代謝功能，催化或刺激卡路里的燃燒，調節棕色動物性脂肪組織。

除了月見草油（含百分之八到百分之十的次亞麻油酸），琉璃苣油（含百分之二十四的次亞麻油酸）的次亞麻油酸的含量，幾乎是月見草油的三倍，是我們可以補充的油脂，此外富含omega-3 脂肪酸的亞麻籽油，作用與次亞麻油酸極為相似，燃燒脂肪的效率更高，在瘦身過程中是很棒的「補品」。

在減重過程中，零脂肪不只沒有道理，反而有害，因為適當的脂肪會幫助你去除對脂肪的渴望，更有飽足感，更有活力，且能「以油燒油」減輕體重，何況，連我們的腦部都有百分之六十是脂肪，中止攝取油脂可能讓你記憶衰退，提高老化呢！

均衡營養才會瘦

卡路里是支持人體生命活力的來源，我們每日需求的卡路里，百分之三十來自低升糖指數的蔬果等碳水化合物，百分之三十來自於蛋白質，而有百分之四十來自高品質的脂肪，尤其是不飽和脂肪酸的 omega-3，可顯著降低胰島素之阻抗性，動員貯存的脂肪。

我們攝取用以支援生命的營養素，也應根據身體的需求來規劃。但是，過去有太多的減重迷思，讓我們整天擔心卡路里，害怕油脂，對於食物的量斤斤計較，卻誤吃了大量的碳水化合物及糖類，或者每天只吃不到身體機能所需卡路里的三分之一，導致健康下降，減重也沒成功。

瘦身管理一定要均衡攝取各種營養素，包括蛋白質、油脂、碳水化合物、礦物質、維生素及大量的水分，各種不同的食物分別提供不同的養分，所以偏食或只以某種特別食物減肥，都是不健康的。

我們需具備飲食及卡路里的基本常識，但我們不可能天天拿著卡路里排行榜去挑食物，也不必吃一樣東西就緊張不已地計算熱量而壓力叢生，基本上，只要簡單地將食物種類按照大約的比例分配均勻，就保你吃飽健康又瘦身。

右頁是根據身體能量所需的飲食比率圖。

另外，再加上每天至少兩千毫升的水，在瘦身過程中，我會建議多加一千毫升，加到三千毫升的水分攝取量，尤其在排毒消腫過程，水分特別重要。

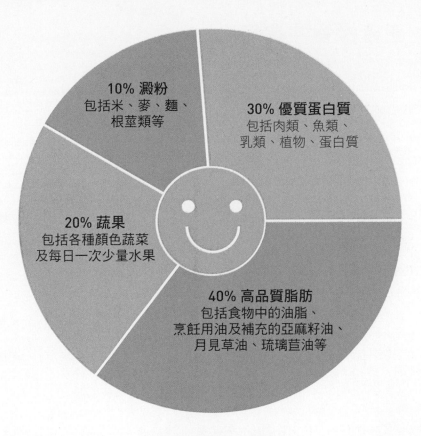

快樂瘦身飲食比例圖

正確擇食才會瘦

為了讓瘦身管理持續不懈，你的食物絕不能一成不變，索然無味，我們必須將每日餐食賦予活潑生命，讓你好愛你的「瘦身餐」，每日期待它帶給你能量及效果。

多元化廣泛選擇，不必設限是我的建議，因為每種食物涵蓋不同成分及比率的營養素，根據上一章建議的比率廣泛多元地攝取，才能均衡健康並瘦身。

不過，有些基本食物的比較取捨，還是必須在你的考量之列，例如同為魚類，一百公克的重量中，鮟鱇魚、老鼠斑的卡路里數為六十到八十五大卡，與秋刀魚、鯖魚的三百到四百二十大卡相較，只有五分之一，所以高卡路里的魚只能偶爾食用。

海產類是減重者最為推薦的,每一百公克蛤蜊只有三十大卡,牡蠣也只有七十七大卡、劍蝦七十九大卡,但紅蟳一百公克就有一百四十一大卡,干貝更高達三百零二大卡,櫻花蝦則有五百五十大卡。

肉類及蛋類是優質蛋白質的主要來源,如果不是宗教因素的全素食族,我建議你輪流食用雞、鴨、鵝、牛、羊各種肉類,各種部位,包括偶爾食用內臟,雖然有的部位脂肪含量較高,卡路里也較高,但在我下面設計的三階段飲食中,只要不是完全集中在高油脂部分,平常選擇精瘦者,不必過於害怕脂肪。

不過,對於牛肉及家畜部分,由於影響我們對於必須脂肪酸和結合亞麻油酸的攝取,長期影響健康,所以有些研究報告值得重視。

根據《Omega 飲食》(The Omega Diet)的合著者,《為何飼草是最好的?》(*Why Grassfed is Best?*)的作者喬・羅賓遜(Jo Robinson)比較牧草飼育和穀物飼育的牛隻所生產的牛肉研究,顯示餵食穀物讓營養成分損失許多:

★牧草飼養的動物，其肉質所含飽和脂肪是穀物飼養的一半，對人類健康較有益。

★以同樣重量六盎司的牛排做比較，牧草飼育的牛排比較穀物飼養者熱量少了將近一百大卡。

★牧草飼養的動物其肉質所含的 Omega-3 脂肪酸比穀物飼育的多達二到六倍。

★牧草飼育的牛乳，其乳脂肪比穀物飼育者多出五倍的結合亞麻油酸。

★放養牧場的雞隻，比飼食高能量特殊飼料的雞，其脂肪含量少了百分之二十、飽和脂肪少百分之三十、卡路里也少了百分之二十八、Omega-3 卻多出百分之一百，放牧場的雞所下的蛋，Omega-3 脂肪酸也多出百分之四百。

以上的研究真是震撼人心，也讓我們在選擇食物時多了一層深思。

富含抗氧化劑的蔬菜、水果，是提供酵素、維生素和礦物質的主要來源，而且，高含量的膳食纖維，也是促進消化、防止便祕的必要元素，各種顏色的蔬果都要平均廣泛地攝取，例如蘆

人文品牌心法

品牌管理專家張庭庭獨家心法傳授
人文情感融合消費洞察，發現品牌行銷新綿⋯

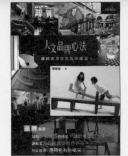

建構品牌的關鍵，不在能否超⋯
能否洞悉人心，創造獨特的分⋯
費者除了貨比三家，購買前也⋯
人意見，購買後還會上網分享自⋯
經驗，而消費者分享的內容除了⋯
依附於商品背後的情境與故事，⋯
品牌的主軸。

不管是新創品牌、既有品牌想脫⋯
OEM〈代工〉轉型成OBM〈自創品⋯
情感融合消費洞察，才是這個年代的⋯

企業主不一定需要有藝術底子或深厚⋯
能打造人文品牌。文化不只是歷史⋯
藝術、特色民俗，有很大部分來自於草根智慧，來自於代代相⋯
誨⋯⋯它其實就在你我周圍。

文化與創意本身是抽象的，透過企業經營者的生活觸角或哲思體悟⋯
種呈現。也許是對自己夢想的熱情、也許是兒時記憶的投射、也許⋯
土地的虔敬、也許是對鄉親族人的牽掛、也許是對藝術文化的感動⋯
對某種價值觀的執著⋯⋯種種人文情懷透過商品設計、包裝、網頁⋯
故事等媒介傳達出來，穿透人心，讓人或惺惺相惜，或同病相憐，或⋯
同，或對號入座。

如果文化是品牌的靈魂，創意是品牌的養分，那麼文化創意便是所有⋯
亮品牌的那個光環，那頂桂冠。人文美學素養非一朝一夕可成，也不見⋯
竿見影反映在企業營收獲利上。但點滴扎根，必有進境。

作者 張庭庭

美國喬治華盛頓大學企管碩士。現為甦活創意管理顧問公司總經理、居家及小⋯
企業（SOHO）協會理事長。擁有MBA學位卻熱愛古典與現代文學，從媒體出⋯
跨足到企業品牌輔導，突破一般品牌輔導窠臼，擅長以人文、美學、創意融合⋯
業行銷經營與媒體公關操作，重塑企業品牌價值。多年來不僅輔導了無數的傳⋯
與文創品牌，也擔任許多台灣相關政府專案之計畫主持人，對於文化創意產業⋯
關課題既熟悉且深具熱情，顧問資歷達十八年。

定價300元

重管理表格＋30天瘦身食譜

「減肥」似乎是女人終生的志業，也是多數女人的
惡夢。相信百分之八十以上的女性同胞都會舉雙
手狂呼：「沒錯！我也是！有人一樣，總是對體重
煩惱不已，身居高位並撰寫美食專欄，也經常影
響她的減重計畫。

但她這一年來運用她在管理學的專業，精準的
理學專家洪繡巒跟所有的女人一樣，精準的
「管理」體重之後，成效十分驚人，她輕鬆甩掉
二十公斤，並且將她的減重祕方與大家分享。「懂目
如同管理學理論，她指出「有強烈動機」、「是減重
標管理」、「持續衡量」並且「降低壓力」是減重
重要心法，又餓又累只會導致減重半途而廢——

吃飽，才會瘦。

淺出、生動有趣的管理學理論與情境日誌，讓人⋯
搭配作者體驗的四周瘦身實境日誌。更重要的是，本書選附上三十天瘦
終於可以減去一隻大象的歷程，近百道簡易、美味又還能健康瘦身的食譜，讓
以三階段瘦身飲食，近百道簡易、美味又還能健康瘦身的食譜，讓
課課免煩惱。

擁抱輕盈美好的人生，就從本書開始。

【擁抱輕盈美好體】即日起至5/31止，購買《吃飽才會瘦》有機會抽中花蓮理想
享瘦假期飯店住宿券、beurer德國博依「彩紋普普風」超薄玻璃體重計、GNC
樂飲品。（活動辦法詳見本書書腰。）

作者 洪繡巒

「以人為先管理顧問有限公司」董事長，長期擔任國際演講家、國際禮儀專
任「⋯⋯曾出版溝通系列、服務系列、管理系列、成長系列、包裝藝術系列、心靈系
系列⋯⋯食譜系列等共四十餘本書籍。從《廚房中的旅行》、《自在
食譜》中，可以窺見生活品味的脈絡。

定價300元

TO SELL IS HUMA⌐

The Surprising Truth About Moving Others

發掘天生具備的推銷本能，輕鬆說服、取信，
並影響他人，讓生活、工作與交際無往不利。

from

2011年「全球50位頂級管理思想家」、《未來在等待的人才》作者
DANIEL H. PINK
許恬寧 譯

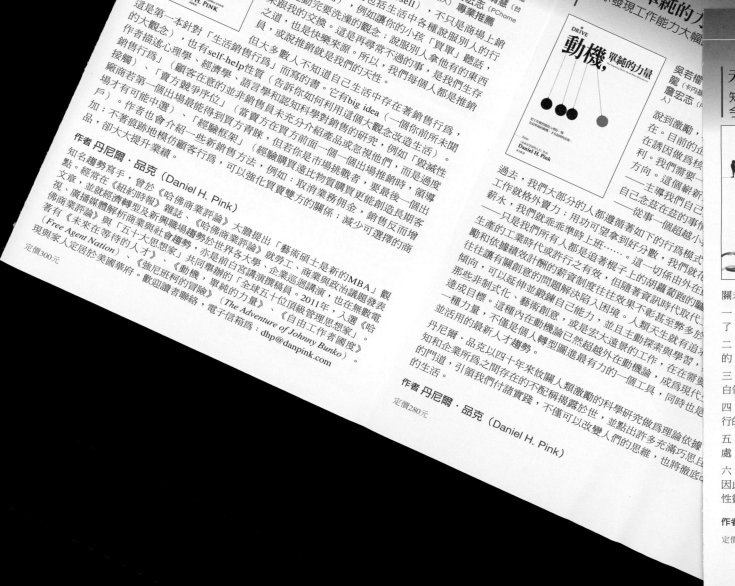

這是第一本針對「生活銷售行為」的大觀念，作者描述心理學，也有 self-help 性質「銷售行為」（顧客在意的並非產品或忽視他們，而是過度接觸）、（顧客在意的並非語言學和認知科學如何利用這個大觀念改造生活）。它有 big idea 場有可能中選」。作者也會介紹「經驗框架」，戶」。不著痕跡地模仿顧客行為，品，卻大大提升業績。

作者 丹尼爾・品克（Daniel H. Pink）

知名趨勢寫手，曾於《哈佛商業評論》雜誌、《哈佛商業評論》大膽提出「藝術碩士是新的MBA」觀點，經常在《紐約時報》文章，也就經濟轉型及新興職場趨勢於世界各大學、就勞工、商業與社會議題發表視、廣播媒體解析商業與新興職場趨勢於世界各大學、就勞工、商業與政治議題發表著有《未來在等待的人才》與《五十大思想家》（Free Agent Nation）、《強尼班柯的冒險》、《動機，單純的力量》《全球五十位頂級管理思想家》。2011年，入選《哈現與家人定居於美國華府。

定價300元

過去，我們大部分的人都遵循著如下的行為模式工作就格外賣力：用功可望拿到好分數，生產的工業時代或許有人都是如此上班……勵和依據績效設計酬的或許行之有效，但隨著資訊時代來臨，那些非制式化、藝術創意的問題解決往往陷入困境。人類天生就有追求往往讓有關創意的薪資制度往往陷入困境。人類天生就有追求傾向，可以延伸並鍛鍊自己到達成目標。這種內在動機論，或是宏大遠景的一種力量，不僅是個人轉型到圖進最有力的一個工具，成為現代知和企業所為之間存在的不配稱揭露的門道，引領我們付諸實踐，不僅可以改變的生活。

丹尼爾・品克以四十年來收關人類激勵的科學研究做為理論依據並活用的最新人才趨勢

作者 丹尼爾・品克

定價280元

未來在等待的人才

知識不再是力量，感性才是力量。
今後全世界渴望的人才，需要六種感性能力。

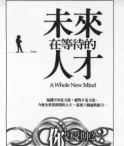

◎ 獲選2006年誠品書店八月選書
◎ 獲選2007年政大科管百大好書

這個世界原本屬於一群高喊知識就是力量、重視理性分析的特定族群——會寫程式的電腦工程師，專搞訴狀的律師，和玩弄數字的MBA。如今，世界將屬於具有高感性能力的另一族群——有創造力、具同理心、能觀察趨勢，以及為事物賦予意義的人。如果你是對現有工作和生活不滿足的職場人士、或是急於想了解下一波潮流的創業家與企業領導人、乃至於關心自己下一代未來的父母、或是兼具敏銳情感和靈活創意，卻在資訊時代備受忽略與貶抑的族群……本書提供六種攸關未來有無前途的關鍵能力，它們分別是：

一、不只有功能，還重設計。光提供堪用的產品、服務、或體驗，已經不夠了。無論為賺錢或為成就感，都必須創作出好看獨特，或令人感動的東西。

二、不只有論點，還說故事。現代人面對過量資訊，一昧據理力爭是不夠的。想要說服別人、甚至說服自己，都必須具備編織故事的能力。

三、不只談專業，還須整合。工業時代和資訊時代需要專業和專才，但隨著白領工作或被外包、或被軟體取代，化零為整的整合能力也開始受到重視。

四、不只講邏輯，還給關懷。在分析工具日新月異的世界裡，光靠邏輯是不行的。想在未來生存，須了解他人的喜好需求、建立關係，並展現同理心。

五、不只能正經，還會玩樂。太多證據顯示多笑，對健康與工作都有極大好處。太過正經對事業不見得有益，對健康更有害。

六、不只顧賺錢，還重意義。我們生活在一個物質極為充裕的世界。無數人因此掙脫了營生桎梏，得以追求更深層的渴望：生命目的、出世意義，以及性靈滿足。

作者 丹尼爾・品克（Daniel H. Pink）

定價250元

筍、綠花椰菜、球芽甘藍、菠菜、各種萵苣、芥菜、洋蔥、胡蘿蔔、芹菜、茄子、青紅甜椒、白蘿蔔、竹筍、秋葵、菇類、蔥、蒜、青豆類、黑白木耳等等蔬菜，可提供寶貴的類胡蘿蔔素，加速肝臟的淨化作用。值得一提的是兼具蔬菜水果性質的番茄，是減重者的福音，其富含的 β 胡蘿蔔素、維生素 C、E 以及鉀、鈣、鐵等十五種礦物質及水溶性纖維茄紅素，是減肥、消除便祕使肌膚美麗的聖品，我強力推薦可經常食用。

水果方面，很多減重者捨正餐而以水果果腹，這是天大的錯誤，因為大部分現代改良的品種甜度都非常高，吃大量的水果等於吃進大把的糖，只能少量多元選用，減重者最好避開甜度太高的水果，食用甜度較低的芭樂、小紅蘋果、青蘋果、葡萄柚、奇異果等等；其中，我十分推薦各種莓果，包括蔓越莓（Cranberry，又稱小紅莓或蔓越橘）、藍莓（Blueberry）、覆盆子（Rasberry）、黑醋栗（Black Currant，又稱黑佳麗）等，這些莓果都富含花青素、各種維他命、礦物質微量元素及抗氧化劑，並富含膳食纖維、對於抑制血糖、排除膽固醇及毒素、加速脂肪代謝燃燒有積極的幫助。

希臘克里特島人長生祕訣之一是大量食用香料，對於減重有益的藥草及香料，也應納入菜單中，以香草入藥或單獨補充，或做成沾醬佐料，例如紅椒粉、芥末、乾芥末、肉桂、蒔蘿、丁香、茴香、月桂葉、荷蘭芹、芫荽葉、芫荽莖、薑黃、生薑、老薑等以及各種不同的醋，都可促進新陳代謝，幫助脂肪燃燒。

在中藥的藥材中，我特別喜歡枸杞、紅棗、黑棗、甘草、黃耆及參鬚，每星期大約有 5 天我會在前一天晚上將枸杞、紅棗（或黑棗）、黃耆，有時加參鬚有時不加，再切三片生薑，全部放入大保溫杯中，沖入滾燙開水，隔日一早立即空腹飲下，補眼、補氣兼養胃，這是我每日的養生祕方，在減重期間更是如此，尤其枸杞泡完湯之後，取出在精力湯中一起打，枸杞中的細籽，是抗氧化及幫助排便順暢的良方。

油脂方面要慎選高品質的油脂，我們的老祖宗並沒有像今日令人眼花撩亂的各種油脂，他們只單純地以豬油切塊，熬成豬油以供烹飪或拌在飯中，我記得小時候的豬油拌飯真是香氣迷人；豬油是穩定性最高的油，我們卻避之唯恐不及，其實動物的豬油、鴨油、鵝油、牛油都可適度攝取，即使減重過程中也是一樣；

植物油中的米糠油、玄米油、橄欖油、芝麻油都是好的油脂，米糠油及玄米油穩定性極高，較高溫之烹飪可用，至於亞麻籽油不耐高溫，須採涼拌或沾食，是減重者每日必須攝取的；其他種類繁多的植物油，因製作過程較繁複，需經過萃取、去味、漂白等化學程序，應列入加工食品而非原形食物，謹慎少量攝取方為上策。

主食類的全穀雜糧，每日都要攝取，它富含纖維素、維生素 B 群、維生素 E、礦物質等，脂肪含量低但澱粉含量高，容易飽足；但經過加工之後的麵包、蛋糕、麵條、早餐穀類等，加入太多油脂，變成高熱量食物，極易囤積脂肪，何況它在身體組織構成比偏低，吃多了當然消耗不掉；在瘦身管理中除了慎選之外，還要限量，我們可以選用全食物概念的糙米、五穀、十穀米，或酌量加入一些燕麥，做成燕麥飯，由日本開始流行的發芽糙米飯、發芽玄米飯，中性脂肪比白飯低很多，屬於低胰島素（低 GI）食物，富含酵素、高纖維、低熱量，被稱為「活米」，但價格偏高，可以交替列入食物選單中；偶爾也可加入高纖的番薯，代替主食，但需十分注意別過量了。

我在後面瘦身食譜中，會詳細建議及示範三個階段的飲食方法，其中每天「必須」補充的營養品包括每日一早的無糖稀釋蔓越莓汁加五公克的洋車前子殼或鼠尾草籽或一大匙磨碎的亞麻籽粉，早餐前半個檸檬汁加熱水的熱檸檬汁，以及早晚各一顆琉璃苣油，一天一顆綜合維他命或維他命 B 群，以及每日二大匙亞麻籽油，這些營養補充品可以「保護」你的瘦身期間健康無虞，並協助你邁向成功。

去脂減油，越吃越瘦的食物列表

我們可以選擇的食物真是不勝其數，但有些食物在瘦身管理中，可以幫助我們事半功倍，這些就是瘦身者的「價值食物」，同樣的投資，數倍甚至數十倍的產出效能，當然是我們的首選，而且列入經常性的選擇。

以下是一些對去脂、減油、瘦身極有幫助的食物列表，希望你喜歡：

類別	食物名稱	特色、優點、對瘦身之幫助
蔬菜、豆類	菠菜	促進血液循環的功能一流，使得距離心臟最遠的一雙腿都能得到充足的養分，平衡身體的新陳代謝，排毒瘦腿。
	芹菜	芹菜類，包括西洋芹菜；除了可降低血壓、膽固醇之外，菜中所含大量的鈣質，可以補充你的「腳骨力」，另外，因富含鉀離子，可減少下半身的水分聚積。
	番茄	富含茄紅素，另有強力抗氧化作用，同時富含維他命 C、E 及鉀、鈣、鐵等 15 種礦物質，它的豐富食物纖維可促進排便幫助減肥，並吸附腸內的脂肪，維生素 B 群並可協助脂肪燃燒；100g 只有 19 大卡的低熱量及具備使熱量代謝旺盛的枸櫞酸及蘋果酸使它成為瘦身者每日必備之珍品。
	黑木耳 白木耳	木耳類是很純淨的食品，它富含大量的植物性膠質，可以促進腸胃蠕動、平衡新陳代謝、加強排毒效果、保衛腸道的健康，尤其全天久坐的上班族，容易腹部、胃部腫脹，常吃木耳可消小腹；而白木耳更有美白、美膚、減少皺紋的功效，人稱「平民的燕窩」。
	綠豆芽 苜蓿芽 豌豆芽	豆類要吸收極大的能量才能發芽，所以芽菜類除了低熱量之外，富含各種維他命及礦物質，例如磷、鐵等，尤其綠豆芽含有大量水分，吃入芽與豆會有滿足感，也不易形成皮下脂肪，是瘦身者輕食之良伴。
	竹筍	具備低脂肪、低糖、富含粗質纖維的特性，可促進腸道蠕動，防止便祕，堪稱減重者之友，但因竹筍含有多量難溶解的草酸鈣，胃不好或胃潰瘍者不可多吃。
	紅豆	紅豆富含石鹼酸，可以增加大腸的蠕動，減少便祕，對於利尿去水的功能也是一流，多食紅豆茯苓蓮子湯，可去除水腫、清除下半身脂肪，是水腫型肥胖者之消腫良方。
	薏仁	含有豐富的蛋白質、脂肪、碳水化合物及維生素 B1、B2、胺基酸、薏仁素及纖維質等。它能促進水分代謝、預防水腫，若要改善水腫型肥胖，非薏仁莫屬。同時調節體內血液循環新陳代謝的功能，可美白皮膚、改善黑斑、雀斑及青春痘，選用帶外皮的大薏仁或紅薏仁較佳。
	花生	雖然熱量有點高，但含有豐富的維他命 B12 及菸鹼酸，可帶來優質蛋白質，協助增長肌肉，亦可消除下半身脂肪肥肉，但取食不可過量。

	黑、白芝麻	它的「芝麻仁油酸」可去除附在血管內的膽固醇，增進新陳代謝的功能，為減肥瘦腿助一臂之力，同時芝麻富含鈣質及礦物質，黑芝麻更有使頭髮黑亮的效果，並可預防骨質疏鬆。
海藻類	海藻、海帶、海苔、海帶芽、紫菜、髮菜、珊瑚草	海藻類鈣質含量非常豐富，它的蛋白質、碘、鈣、鐵的含量比優質營養的蔬菜高出好多倍，又富含維生素 B1、C 及胡蘿蔔素，它的大量礦物質能加速脂肪燃燒、增進排毒，同時，極低熱量又富含膠質與纖維、加倍潤滑腸道、排除體內廢物及水分並增強皮膚的光滑與彈性。
水果類	香蕉	雖然卡路里比較高，但是脂肪卻很低，可以填飽肚子，又不增加油脂，且富含鉀，是減重時很好的撫慰食品。同時對腸燥型便祕有治療的功效，使腸道暢通有助減重。
	蘋果	無論紅蘋果、青蘋果，皆富含蘋果酸，可加速身體代謝、減少下半身的脂肪堆積，而且含鈣量比其他水果豐富，可減少下半身水腫的鹽分累積，富含的纖維素更可協助大腸順暢、減少便祕。
	木瓜	它有獨特的木瓜酵素，是有效的蛋白分解酵素，所以燉牛肉時加入木瓜較易軟嫩，在人體之內則可清除因吃肉類而積累在下半身的脂肪，並可去水腫及治腳氣病。
	西瓜	利尿作用是水果中的首選，可補充水分、解除躁熱，滋陰降火。它所含的醣類、鎂、磷、鉀及維生素 A、C、B 群及易為人體吸收的葡萄糖、果糖、果膠皆有助維持代謝功能正常及腸道蠕動。
	葡萄柚	柑橘類的首選，糖分卡路里極低，又富含維生素及鉀，多吃一點也無妨，有助減少下半身的脂肪及水分聚積。
	奇異果	是吸取大量膳食纖維的首選，維他命 C 的含量極高，是美容及減肥聖品，但若要加強分解脂肪的速度、避免下半身累積過多脂肪，就必須連皮一起吃，否則功效就大減了，十分可惜。
	鳳梨	鳳梨含大量鳳梨酵素，是有效的蛋白質分解素，可分解魚類、肉類等的蛋白質，易於人體吸收，吃過大餐之後吃點鳳梨可去油解膩，是減重中的調劑品。
海產類	牡蠣（蚵仔）	有「海洋牛奶」美稱的蚵仔，含有十多種胺基酸及牛磺酸，並富含肝醣，可提高肝臟機能，增加活力，是「養肝」的聖品，牛磺酸並可降膽固醇，預防動脈硬化、保護肝臟及補腦醒腦。它也是「鋅」含量最多的食物之一，可增加精力，提高免疫力，同時100g 只有 77 大卡的熱量，也是減重者低熱量又能攝取大量蛋白質的珍品。

	烏賊、小卷、透抽、軟絲、章魚	烏賊類的脂含量低，每 100g 只有約 0.7%，熱量也特別低，每 100g 約 61~74 大卡，是很多魚類的一半熱量，而且富含蛋白質，是很好的瘦身食品。
	海參、蛤蜊等	海參為零膽固醇、超低脂肪、富含蛋白質的食品、每 100g 只有 28 大卡，包含豐富的營養素，包括蛋白質、碳水化合物、維生素 B、E 及鈣、鈉、磷、硒等，以及特殊的刺參酸性黏多醣體、膠質、硫酸軟體、醣胺聚糖，對皮膚及筋骨有莫大助益；蛤蜊的熱量每 100g 也只有 30 大卡，都是減重者在做食材變化時之首選。
藥草、香料、辛香類	枸杞	枸杞具備滋補肝、腎、補精血、明目安神之效，含有十多種胺基酸及大量的胡蘿蔔素、維生素 B、C 及甜菜鹼、煙酸、牛磺酸、鈣、磷、鐵等礦物質，而且，它能促進血液循環、防止動脈硬化、減少肝臟脂肪的囤積，無論入菜、泡茶養肝、養目，或當零嘴吃皆可。
	陳皮	中藥的陳皮，對脾肺都很好，可幫助消化，幫助胃部消除脹氣，減少腹部脂肪的堆積。
	紫蘇	紫蘇有散寒、行氣、和胃的特性，用來預防感冒，改善腸胃蠕動，治療腸胃消化方面的疾病。因它含有令人愉悅的香氣——紫蘇醛揮發油，搭配進食，能舒緩緊張，鬆弛心情。紫蘇能疏肝養脾，令腸胃運作順暢，對瘦身極有幫助。
	大蒜	大蒜含有蛋白質及維生素 A、C、D、B 群，富有鈣、磷、硒等礦物質及微量元素，特殊的大蒜素具殺菌及多種保健功能，蒜素能抑制脂肪氧化，減少自由基，並有效降低壞膽固醇，提升好的膽固醇，增強體質，預防心血管疾病，降血壓、抵抗病毒，與青蔥、洋蔥、蒜苗等食物，都是料理食物的功臣。
	薑、老薑	薑有很好的去寒效果，可使身體溫暖、循環順暢，它的大量粗纖維也可協助腸道蠕動，防止便祕，早晚一碗薑湯可去除脂肪、贅肉、皮膚細緻，並達到減重效果。若打精力湯時加入幾片薑片，可平衡較寒之食物，並增加纖維素；以老薑拍碎泡澡也有活血減脂之效。
	紅椒粉、芥末粉、蒔蘿、大茴香、茴香、荷蘭芹、芫荽葉、薄荷、白胡椒粉、鼠尾草、迷迭香、薰衣草、月桂葉等等	菜單中加入香草、香料，不僅可增加風味、協助新陳代謝、幫助消化，有些香草尚可改善胰島素和葡萄糖的濃度，預防疾病。各種香草的元素不同，協助身體的機能也不一樣，多元運用，以香草入菜，絕對可讓你開心又健康。

| 其他 | 蛋類：雞蛋、鴨蛋 | 富含大量蛋白質、卵磷脂、DHA，以及維生素 A、B 群、礦物質，且成分均衡，幾乎涵蓋人體之需要營養素。蛋是牛磺酸、半胱胺酸和甲硫胺酸等胺基酸含量最高的食物，肝臟需要這些胺基酸來調節膽汁的製造，它的磷脂膽鹼可促進肝臟健康並製造卵磷脂，防止有害的膽固醇氧化；蛋黃中的卵磷脂能增強記憶、調節精神，卵磷脂也是細胞膜的組成分子，負責促進新陳代謝，修護受損細胞，在瘦身管理中，養肝、養腦及新陳代謝都得兼顧，每天一、兩顆蛋絕對正確，至少一星期可食用 2~4 顆。 |

喝足水分才會瘦

水占人體體重的百分之六十到七十，其中約有三分之二存在細胞中，其他則存在於血液、體液和細胞間隙，是最重要的營養元素，體內任何生理及化學的反應，都必須藉由水去支持或完成。我們如果碰到饑荒或災難，八個星期不進食還能存活，但是只要三天沒有水，就活不了，很多經歷天災而活下來的人，一定是以不同的方式攝取到各種水分，甚至靠喝自己的尿液而存活，稱水為生命之源實不為過。

水在人體的功能繁多，簡述如下：

一、排除毒素、移出廢物

充足的水分可以沖淡體內毒素的濃度，加速新陳代謝，藉由尿液或汗液排出體外，恢復循環系統正常運作，瘦身者第一階段

最重要的消水腫排毒素，如果沒有足夠的水分，就無法發揮成效。

二、調節體溫，使細胞充水，增加細胞的含氧量

我們在夏天氣溫燥熱時，或強烈運動之後，身體水分急速蒸發，開始「脫水」，因為細胞的水分蒸發了，含氧量降低，「細胞呼吸困難」，必須馬上補充水分，使細胞充滿水；長期缺水或甚至脫水的人，皮膚一定乾澀、無光澤，容易產生皺紋，身材也會乾癟，毛髮乾燥易斷，所以，時時喝足夠的水，才能「水水」的。

三、減緩骨骼、各處關節、器官的震盪及摩擦

水也是身體的填充及緩衝元素，在骨骼與骨骼之間，關節連接處，及器官周遭，必須藉著水以承擔重量幫助潤滑，減少摩擦及防止震盪的損傷；同時礦物質必須依賴水的輸送使骨骼與肌肉運作順暢，一缺水分，骨骼與肌肉也會開始痠痛拉警報。

四、協助神經傳導物質在神經細胞內的運作

神經細胞是神經感覺的輸送系統，它以單軌的管道行進，以傳

導神經物質，而這個軌道充塞著水分，才能承載神經傳導物質，若缺乏了水，運作就會失靈，影響情緒反應，所以，人若脫水，就容易感到憂鬱，就是這個道理；而若仔細觀察易憂鬱者或患憂鬱症者，很多是不喜歡喝水甚至「討厭」喝水的，我的朋友中，就有這樣的例子。

五、製造消化液，運送養分進入細胞

水是消化液的主要原料，我們常說「口乾舌燥，食不下嚥」，就是因為缺乏水分以製造足夠的唾液，幫助消化食物，不但因此沒有胃口，食物吃下去也會消化不良，更無法順利運送養分進入細胞，所以缺水、脫水的人必定消化不良，不是瘦骨如柴，就是脂肪堆積，變肥變胖。

六、充實細胞的含氧量，促進細胞間的溝通，增進體內自癒過程

我們體內的修復自癒過程時時刻刻都在進行，例如某些部位輕微的疼痛，偶爾胃不舒服、小小的感冒徵兆等，這些症狀只要不是太厲害，一般都會經由自身體內的修護機制自然療癒；需要修護的地方，馬上會靠血水來補充養分，如果水分不足，血就不足，修復完畢之後的廢物毒素，又必須靠血水輸送代謝出

去，如果缺水，整個體內修復機制就會受阻；感冒時只要身體健康情況良好，其實是不用吃藥的，只要大量喝開水將病毒排出體外，大約一週就會痊癒，就是運用人體自癒系統。

在瘦身管理過程中，我們必須藉助比平常更多量的水以排除體內代謝的毒素，製造更多更優的消化液，使消化完全，並提供足夠的水使腸道潤滑暢通，而充足的水分也會讓心情愉悅、皮膚飽滿 Q 彈，減少出現皺紋的機會。

究竟一天要喝多少水才夠呢？我們可以以身體的體重來計算：

30c.c. X 體重 / 公斤 = 每日一般喝水量

若以體重 60 公斤者而言，大約每日要喝進 1800c.c. 的水，其中包括飲食食物及湯汁的水分以及「純水」；至於牛奶、果汁、茶或咖啡，它們屬於「脫水」飲料，不應包括在此水分量範圍內。在減重過程中，我會建議多飲用純水，因為它是最直接最優質的體內水分補充源，而脫水飲料盡量少喝，有些甚至在某階段中是「禁喝」的，在後面瘦身三階段的示範飲食一篇中會詳細

說明。

綜上所述，水分每天對正常活動者，平均約需要 2000c.c.，但我們身體一天排出的水分約為 2000c.c. ～ 2300c.c.，理論應多補充一些，所以每日補充 2000c.c. ～ 2500c.c. 的水，才可不虞缺水。

對於瘦身管理階段的人，我會建議多補充一些，每日增加到 3000c.c.，以協助排出更多更快的毒素及消除身體的水腫。

我建議你每日睡前準備一杯 500c.c. 的純水放在床頭，早上一醒來空腹就喝下，也可以加半茶匙天然海鹽混合，以補充礦物質。另外，加上早餐前建議「必喝」的蔓越莓汁加 250c.c. 的水，以及 250c.c. 稀釋的熱檸檬水，你清晨已喝下 1000c.c. 的水了，好的開始是成功的一半，加油！

準備兩只各 1000c.c. 容量的大水壺，一只放在辦公室，一只放在家裡；大部分人無論在辦公室工作或在家裡，常常「忘記」喝水，我們並不是等到覺得口渴了才喝水，當你意識口乾時，身體已經缺水一段時間了，所以，正確的方法是每個小時都要補充水

分，不只是體力勞動者，耗腦的工作者也應保有充足的水分，身體會更清爽不易疲勞；但是，我們往往不知道究竟喝進了多少水分，是否足夠，大水壺每次裝滿水，上午喝完 1000c.c.，再裝滿，下午繼續喝完，你一天的額度就夠了。

如果你當天喝了脫水飲料，就要補充雙倍的純水，例如你喝了一杯 200c.c. 的咖啡，就得額外補充 400c.c. 的純水，以充實脫水飲料吸走的水分。

白天盡量喝水也要盡量上廁所，喝足量的水會讓你的尿液清清如水，沒什麼味道，你就知道你的水分是足夠的，排毒運作順暢了，如果尿液混濁、味道較重，表示你還得多喝些水，尤其瘦身期間，多喝水是有好處的。

晚上為了讓睡眠品質較好，不要半夜頻尿上廁所，在九點鐘以後即須停止喝水，若口渴時也僅含一口在口中，慢慢吞下。

吃對時間才會瘦

我以前有位學生在食品公司當處長，個性急躁易怒，很少像她那麼沒有耐心的人，無論對屬下甚至與我說話，從來不會讓別人把一句話講完，一定在中間插嘴，強加自己的判斷，下屬非常害怕她卻不尊敬她，反正事情決定她自己負責；我心裡十分納悶怎麼會有這麼強烈的個性？最終終於找到部分原因，她連吃早餐都沒有耐心。

她每天一早起來都十分匆忙，抓個麵包在開車赴公司途中一面啃一面開車，這麼草率地對待一日之始的早晨，不但身體提出抗議，到公司開會拍桌罵人也就不足為奇了。

早餐不只一定要吃，而且要均衡地攝取六大營養素，我記得小

時候外婆為我們準備的早餐有一碗稀飯、荷包蛋、一碟青菜，有時配上肉片，其實是最符合健康原則的，在馬來西亞看到華人以煮麵上加肉片、青菜，香噴噴的油脂浮在湯上，香港人早餐的粥或麵，其中有肉，另配燙青菜，都是健康的吃法，反而西方人以麵包、穀麥玉米片等為主要早餐食物，只配一杯咖啡相較，我們的老祖宗還是最懂健康之道的。

早餐一定要給自己足夠的時間坐下來好好地吃，早上七點到十點之間是最好的時間，如果超過十點，就太餓了，已近中午，只能補充一下點心，免得中午吃不下；一般而言，如果早餐吃得很早，偏重勞力或腦力工作者，到了十點或十點半左右會有點餓了，可以此時段當成點心時間，補充一點水果或少許輕食點心，在瘦身計畫中，如果早餐食量不多，添加點心是可允許的。

中午的午餐一定要吃飽，以維持整天的活力，蛋白質、油脂、澱粉都要平均攝取，這是三餐中澱粉類分配最多的一餐，即使執行減重者，都要攝取約八分滿的一碗飯，麵包或麵類較不建議，因為很容易餓；蛋白質及油脂可以提供更長時間的飽足，

免得挨餓找零食吃；午餐一般建議在中午十二點到下午兩點之間，若過了兩點，肚子餓得慌很容易暴飲暴食，如果延誤了吃中餐時間到兩點鐘以後，可以先吃點輕食加上澱粉類，然後在下午四點左右吃點心；但也不要因此吃太多而誤了晚餐；為了讓晚餐吃得少，瘦身管理對於某些特別需要在下午補充一點食物者，建議使用「下午茶策略」，在下午四點到五點半之間，吃一點水果或小點心，喝杯茶休息一下，順便滿足口慾，到晚餐時就不會覺得餓，也就不會吃太多，而維持晚餐吃得少的原則。但是並非每個人或每一天都需要吃點心，我自己一個星期頂多一、兩次而已，如果你那天特別想吃一點黑巧克力或少許甜點，那麼不必太壓抑，下午是進食的好時間，千萬不要在早上或晚上吃甜品，否則，你會後悔不已。

晚餐時間極為重要，人體的新陳代謝在日落之後開始趨緩，如果進食太多較難消化的蛋白質、油脂，等於增加身體的負擔，或許在上床睡覺前還消化不完全，也會影響睡眠，所以，晚餐一般最好在七點半以前結束，而瘦身管理者我會建議盡量提早吃，最好在六點半以前吃完晚餐，同時少量為要；晚上八點以後絕對禁食，除了純水之外，任何東西都不得入口，即使肚子

有點飢餓都要忍耐，這是唯一一天中，在減重初期會讓你有點餓的時候，我強烈建議你給自己三天的時間堅持下去，過了三天，你就可以維持一週，過了一週，好習慣養成，持續一個月絕對不成問題，你的自律也成功了。

睡覺前三小時不可進食是瘦身管理的「鐵律」，早早在晚上十一點以前上床吧！讓肝臟好好休息，想必身體的脂肪正在燃燒，你就會甜蜜地進入夢鄉。

第6章

便育——腸道暢通才會瘦

有進有出才健康

所謂「便育」就是排便的教育，聽來有點奇怪，排泄不是很自然的事嗎，為什麼還需要教育？其實很多人對於促進腸道健康，使自己天天順暢，不一定有正確的知識及良好的習慣，「便育」是自我教育並培養優良的好習慣，使消化系統強健，日日精神飽滿。

首先，我們必須瞭解不健康的腸道會對人體產生多麼可怕的效果。

因無法吸收食物的營養，運送到細胞，成為人體的能量，腸道不健康，便祕堵塞，污物累積，使得血液變得過於濃稠，流動自然緩慢，無法運送營養到細胞，品質惡劣的血液也會遭細胞

的排斥而無法吸收營養，以致累積在細胞周圍的脂肪中，形成內臟脂肪與皮下脂肪，心臟脂肪包心，脂肪肝等都由此而來，肥胖者也是不斷蓄積皮下脂肪，而因腸道不能吸收營養，細胞無法發揮功能，身體代謝差，活動遲緩，更無法燃燒脂肪，消耗熱量，如此惡性循環，每下愈況。

我們可以斷言，腸道不健康者，身體一定不健康，而大部分的肥胖者，幾乎都有便祕的問題。

如果有下列的徵兆，你的身體已經發出訊息，告訴你已經便祕或即將有便祕的情況了。

1. 腹部常常覺得腫脹，感到十分不舒服，壓下去硬硬的，好像腸中結塊。

2. 口乾、舌燥、嘴巴苦苦的，火氣很大，有口臭現象。

3. 臉上長很多痘痘，或身上長出疹子，有時有過敏現象，遲遲不見改善。

4. 食慾不振，看到東西沒胃口，吃下去也不舒服，好像消化不完。

5. 排便時感到十分不安，有時甚至害怕上大號，因為排便非常

困難，蹲半個鐘頭排不出來是常有的事，讓人十分沮喪。

6.有超過三天甚至一星期未排便的紀錄，排完還是覺得怪怪的。

造成便祕有四種最主要的原因：

一、心理因素

有的人容易緊張，情緒常因工作、生活的壓力起伏，覺得壓力大到快喘不過氣來，這種人很容易便祕；有人則因環境變遷，短時間無法適應，例如轉換新工作，新地方，或做國外遠程旅行時，很容易無法正常排便，產生便祕。

二、腸道蠕動無法正常運作

我們的小腸加上大腸總共超過六公尺，食物在腸內運作是長距離的賽跑，必須靠著不斷地「伸」「縮」推動消化物，往前推進蠕動，最後才能順利排出體外；腸內若環境惡化，食物無法正常消化吸收，囤積在內產生腐敗，使腸道環境更雪上加霜，於是蠕動會更加困難而產生便祕。

三、肛門括約肌反應遲鈍，無法傳遞訊息

如果糞便堆滿腸道，等於被腐蝕了，肛門括約肌反應遲緩，搞

不清楚狀況，也就無法傳遞訊息到大腦，大腦未接到要「排便」的訊息，自然不會下達指令，糞便排不出去便堆在直腸內，排便機制於是無法啟動。

四、自律神經不穩定，無法平衡運作

人體的自律神經十分微妙，它是維繫呼吸，促進血液以支撐生命力的基礎神經系統；分為「交感神經」與「副交感神經」，交感神經令人興奮，副交感神經則讓人放鬆，我們不能持續處在亢奮的狀態否則無法休息，也不能一直放鬆著，變成不想工作，必須一方面活動時另一方面則休息，交替出操，才能平衡。

腸道蠕動係由副交感神經控管，只有在放鬆狀態下，腸道才能收縮自如，產生蠕動推進，我們在緊張時，交感神經活動劇烈，副交感神經被壓抑休息，所以，腸道蠕動停滯，產生便祕。

便祕是很常見而且是十分嚴重的消化系統疾病，不可等閒視之，如果你的便祕問題沒有解決，體重也是下不來的，身材也不會玲瓏有致，更不可能獲得健康；要吃「百二」，一定要吃得好、吃得下、排得順、排得佳。

趁著瘦身管理，學習「便育」，把排便的毛病消除，建立健全的腸道吧！

以下是我提供的一些妙方：

1. 每天一早起床，第一件事就是喝完 500c.c. 的純水。（可以溫水加半小匙海鹽，或只喝水）

2. 早餐前喝半個新鮮檸檬汁加 250c.c. 溫熱的水。

3. 打精力湯時加入二茶匙亞麻仁籽。

4. 飲食一定要均衡，高膳食纖維的蔬菜，水果要多攝取，而且每餐、每日都不可少。

5. 教育自己 —— 一定要一早喝完水後即上大號，不要等到坐車、上班，憋了一陣子才上。

6. 上廁所時 —— 要專心，不要看書報，並給自己足夠從容的時間好好工作，最好是二十到三十分鐘，別匆忙沒耐心。

7. 訓練自己除了每天一早上廁所，最好一天有三次大號排出，才算真正沒有便祕，排一次或兩次都算輕微便祕；我們的食物從口中進入人體，應該在兩餐的間隔之後排出，才算健康。

8. 每天喝的水分要夠，最少 2000c.c. 到 3000c.c.。

9. 千萬不要在晚上十二點以後才睡，因為十二點之後，副交感

神經開始活躍達至高峰，是腸道努力工作的黃金時間。

10. 睡覺前三小時即不可進食，更不可吃高蛋白不易消化之食物，以免腸道無法負荷。

11. 就寢前泡澡，二十到三十分鐘，有助放鬆好眠，腸道運作也較順暢。

12. 可在排便時做一些放鬆動作如下：

(1) 右手由大拇指到小指，依序順時鐘及反時鐘方向各轉動十次，最後轉動手腕各十次。

(2) 左手同 (1)，各指頭順、反時鐘轉十次，手腕亦同。

(3) 以兩手的中間三手指從肚臍左側大腸部位，往下壓數十次放，再移一吋往下壓十次。

(4) 雙手中間三指壓肚臍十次，再往肚臍下兩指處繼續按壓十次，再往肚臍下四指處按壓十下。

這個協助排便的活動十分有效，可能在你右手指還沒轉完時已順利排下，不過，為了「排乾淨」，我建議你肚臍及以下的擠壓動作還是得做。

若排便困難者，可能必須做兩個循環才會順暢，一定要放鬆，

你會發現情況越來越好，成績也越來越棒。

祝你「便育」成功！

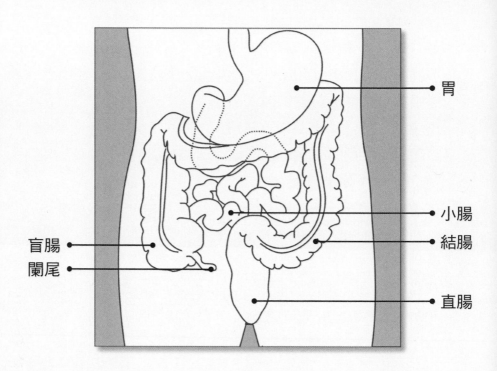

胃

小腸

結腸

直腸

盲腸

闌尾

第 7 章

認真寫日誌才會瘦

我的實境瘦身管理日誌

認真誠實地記錄每日的飲食、作息、心境、好壞事件,除了發抒情緒之外,在對照比較中,可藉此分析何者對自己是有利的,何者正在悄悄破壞你的計畫,值得警惕,藉此調整自己的餐食及心緒,是持續進步的重要指引。

每個人都是獨一無二的,每個人的身心變化也是獨具特質,最瞭解身心的莫過於你自己,外人或醫生只能給你平均指數或狀況的指引,並不能保證完全適用於你的身心,只有自己依據有效、實證的紀錄,找到最有益自我身心的方向,做出調整策略,才是最有效的獨門良方。

人的記性有限且短暫,明天可能就忘了今天吃了什麼,做了什

麼，有什麼身心的反應、變化，所以，每天花十到十五分鐘，回顧一下，寫下今日的瘦身飲食紀錄，持之以恆，變成良好的習慣，你將受用無窮。

以下是我真實的瘦身飲食日誌，你會發現，我與你一樣也會外食，一樣有時會吃一點巧克力，一樣會喝下午茶，我過的是一般人的生活，這是在瘦身管理中的常態，但是我一樣隨時注意調整，邁向目標，我的瘦身管理充滿趣味熱情，一點都不枯燥，一點都不可憐。

如果我可以做到，相信你也一定可以， Yes ！ We Can ！祝你成功！

以下是我的實境瘦身管理日誌。

瘦身管理日誌──第一周

2012/11/26 Mon 天氣雨

測量時間	Am 8:15	血壓	128/84
體重	60	體脂	37.4
水分比	46.8	肌肉比	29.6
骨重	5	脈博	82
運動			

早餐前：琉璃苣油、檸檬汁、蔓越莓汁+鼠尾草籽

早　餐：十穀白木耳粥+番茄炒芥菜+炒鴻
　　　　禧菇+滷肉、豆腐

午　餐：綜合蔬菜味噌湯（芹菜、洋蔥、豬
　　　　肉片、日本帆立貝、豆腐、海帶芽、
　　　　番茄）+半條玉米

晚　餐：番茄檸檬皮汁+2匙高蛋白粉

減重日記

　　一早陰雨綿綿，很想吃熱熱的稀飯，把十穀飯半碗加了白木耳煮成粥，配菜是舊的滷五花肉及豆腐，鴻禧菇乾炒好香，番茄乾脆配進炒芥菜，又漂亮又省麻煩，一桌子，吃起來真像皇帝呢！飯後的「富硒茶」讓我想起今年在福州的時光，幸福呢！

　　每天若一大早就有幸福的感覺，保證今天整天都心情大好，早餐滋養全身，心的活力，怎能草率了事，花三十分鐘投資健康的身心，報酬率很高呢！

　　很想喝熱的湯，我把幾粒日本帆立貝、豬肉片，置入洋芹、洋蔥、豆腐、海帶芽煮成味噌湯，異於平常加了幾粒櫻桃番茄，湯頭鮮甜無比，配上半條玉米，非常飽足。

　　在樓下健身房快走時，管理員林小姐特別跑來，很興奮地為我加油，她說社區鄰居黃先生剛才碰到我，告訴她一個多月沒見到我，他說我瘦好多；想不到這麼明顯，我好開心，每個人都需要被鼓舞的，減重期間受到讚美，是非常重要的助力。

　　晚餐時並不餓，我以剩下的一個檸檬皮加一個番茄，半杯新鮮越蔓莓打成汁，加了一匙蜂蜜，及二匙高蛋白粉，味道不錯呢！

　　今晚天涼，我輕易地穿上一件以前覺得褲底太短只拉到2/3臀部的褲襪，不禁笑了出來，原來不是褲襪太小，而是我太胖了。

　　觀看歐普拉獨家訪問小賈斯汀的電視首播，超胖的歐普拉肚胃、腹一團贅肉，她點了沙拉，18歲的賈斯汀選點炸薯條，有趣的是，歐普拉忍不住伸手拿起一根薯條說：「吃一點！」一開始可不得了，我看她不斷伸手一根一根下肚，人會胖絕是有原因的，不過，她畢竟是天后歐普拉，但別人可別東施效顰喔！

2012/11/27 Tue 天氣陰

測量時間	Am 8:30	血壓	142/88
體重	60	體脂	36.5
水分比	44.9	肌肉比	29.7
骨重	4.9	脈博	58
運動	45 分鐘		

早餐前：琉璃苣油、檸檬汁、蔓越莓汁 + 鼠尾草籽
早　餐：2 個墨西哥餅
　　　　內餡：炒洋蔥、豬肉片、番茄、西
　　　　生菜、荷包蛋、莫札瑞拉起司片 +
　　　　熱紅茶
午　餐：（外食）半個海鮮煎餅、泡菜鍋、
　　　　小菜海帶芽、泡菜、粉絲
下午茶：（16:30）1/2 個雪梨
晚　餐：一碗紅棗 + 枸杞 + 白木耳

減重日記

溫度下降，天氣開始冷了，好想吃熱熱的餅，我把豬肉薄片炒了洋蔥，加點醬油作為內餡，加上西生菜、番茄片，一個荷包蛋及莫札瑞拉起司片，一匙奶油起司，好吃到不行，幸福呢！

中午想吃熱湯，到附近好吃的韓國館點了泡菜鍋，裡面有泡菜、豆腐、蛤蜊、肉片及粉絲等，胃口大開，又點了海鮮煎餅，吃了一半，一半打包；有時要吃點泡菜，酵素對身體有益。

晚餐刻意減少，因中午已吃得很滿足了，所以中午一定要吃飽，有一次去電視台錄影，錯過了中午用餐時間，到下午回來約四點鐘，肚子餓死了，猛吃好多東西都不滿足，到晚上還是覺得吃不夠，划不來呢。

晚上因下去健身房運動，上來已七點，煮了紅棗、枸杞、白木耳加紅糖，暖暖胃，讓夜裡不致太餓，今晚一定要早睡。

2012/11/28 Wed 天氣陰

測量時間	Am 10:00	血壓	137/85
體重	59.9	體脂	36.7
水分比	45	肌肉比	29.7
骨重	5	脈博	45
運動	45 分鐘		

早餐前：琉璃苣油、檸檬汁、蔓越莓汁 + 鼠尾草籽
早　餐：10:30 柳丁一個
午　餐：五花肉片、雞胗、海鮮煎餅、玉米
　　　　半條、炒地瓜葉、肉骨茶湯
晚　餐：髮菜豆腐鴨蛋湯

減重日記

今日晚起，喝完枸杞汁已過十點，昨日中午吃得較多，所以，只有十點半吃了一個柳丁。

中午將前日剩下的滷五花肉、雞胗切片，配昨午帶回的一半海鮮煎餅成了豐盛的一盤，炒上地瓜葉，以半根玉米當主食，繼續進行吃飽才會瘦的寫作，越寫越覺有意義，十分開心。

到健身房走步四十五分鐘，上氣血循環機三十分鐘，如果沒特別行程外出，這是近日的例行運動，通體舒暢。

晚餐以髮菜、豆腐、番茄、小白葉，煮成一碗鴨蛋蛋包湯，滴上麻油，漂亮又好吃。

今晚泡澡約三十分鐘，順便補染頭髮，泡澡對血液循環有很大的助益，也極有助於減重，大約每兩天會做一次，現在開始天冷，若有時間可以天天做。

瘦身管理日誌—第一周

2012/11/29 Thu 天氣陰

測量時間	Am 10:00	血壓	128/84
體重	60.6	體脂	37.6
水分比	45.3	肌肉比	29.7
骨重	5	脈博	74
運動	35 分鐘		

早餐前： 琉璃苣油、檸檬汁、蔓越莓汁＋鼠尾草籽

早　餐： 紅棗枸杞白木耳十穀粥、荷包蛋 1 個、薄片香蔥煎豬排、西生菜番茄沙拉

午　餐： 1. 洋芹紅蘿蔔炒玉米，海帶芽湯
2. 10 個水餃

晚　餐： 滷雞腿、豆腐干炒海帶絲、芥菜、番茄豆腐、半碗水煮花生

減重日記

　　不知是否因昨天下午五點左右喝了一杯濃咖啡，昨夜難眠，直到早上三點半左右才慢慢睡著，八點半起床，只睡了五個小時，今早體重多了零點七公斤，一方面是早上十點量的，可能前天中午吃了泡菜鍋又加上海鮮煎餅，過量了，也可能因睡眠不足，以往每次睡不夠體重一定降不了，睡得好，體重一定下降。

　　早上煮了紅棗枸杞白木耳十穀粥，加上鴨蛋煎蛋、豬排及西生菜番茄，色香味俱全，營養豐富。

　　中午十個煮水餃及海帶芽湯，家裡只剩洋芹、紅蘿蔔及洋蔥，加上罐頭玉米，炒起來好吃得很。

　　黃昏出去買綜合維他命 B，好想吃雞腿，順便外買了滷雞腿及配菜，吃完滿足了，趕快跑去運動了三十五分鐘，有點累，今晚須早早上床睡覺了。

2012/11/30 Fri 天氣雨

測量時間	Am 11:00	血壓	135/84
體重	60	體脂	37.5
水分比	44.9	肌肉比	29.6
骨重	5.1	脈博	78
運動	40 分鐘		

早餐前： 琉璃苣油、檸檬汁、蔓越莓汁＋鼠尾草籽

午　餐： 洋芹紅蘿蔔炒玉米、紅鳳草、薄片香蔥豬排、1 個蛋、米飯

晚　餐： 精力湯（洋芹、胡蘿蔔、白木耳、檸檬皮、1 匙高蛋白）

減重日記

　　昨天運動時，身體已經告訴我可能太累了，所以前一晚提前在十點上床，可是在十一點被電話吵醒了，再度入眠，居然睡到不知醒來，到今早十點半，可見前天的失眠晚睡多麼嚴重，也可見身體多麼需要修復。

　　錯過了時間，只喝了蔓越莓鼠尾草籽汁，及前一夜燜好的枸杞紅棗百合湯，昨天特別加了參鬚，十分好喝補氣。

　　午餐炒了麻油薑絲紅鳳菜、薄片煎豬排加一個蛋，昨午還剩一些洋芹炒紅蘿蔔，配上米飯，豐盛的一餐。

　　今天寫作進行到「強烈動機才會瘦」，以管理學的動機理論運用減重，應是創舉，我非常滿意自己的創意，書稿進行順利，每天維持約兩千字，希望下星期可以增到三千字，越寫越有成就感。

　　晚餐想減一些，只喝了用洋芹、紅蘿蔔、白木耳打的精力湯，兩大杯，飽了。

2012/12/1 Sat 天氣雨

測量時間	Am 9:30	血壓	
體重	60.4	體脂	37.6
水分比	45.4	肌肉比	29.6
骨重	5	脈博	
運動	45 分鐘		

早餐前：琉璃苣油、檸檬汁、蔓越莓汁＋鼠尾草籽
早　餐：墨西哥蔬菜餅 2 個、夾蛋、玉米、
　　　　西生菜、起司、海苔粉
午　餐：（外食）口水雞、青菜、餛飩湯

2012/12/2 Sun 天氣雨

測量時間	Am 9:30	血壓	128/81
體重	60.6	體脂	36.4
水分比	46.4	肌肉比	29.6
骨重	5.1	脈博	73
運動			

早餐前：琉璃苣油、檸檬汁、蔓越莓汁＋鼠尾草籽
早　餐：奶昔（檸檬皮、烤番茄＋蛋白粉）
午　餐：味噌豆腐鮭魚頭湯、番茄蘿蔓玉米
　　　　沙拉佐酸醋亞麻仁籽油、鮭魚蓋飯
晚　餐：烤番茄、1/2 青蘋果

減重日記

　　雖然雨下得很大，還是得赴信義誠品參加
「少年 PI 的奇幻漂流」中文書及南印度美食
發表會。
　　早餐做了墨西哥餅，用上冰箱剩下的玉米、
西生菜、起司，加上海苔粉及煎蛋，美味極了。
　　中午到了信義區，下車改直接在統一東急百
貨 B2 吃午餐，點了口水雞、青菜及餛飩湯，
一碗白飯，十分好吃，也很飽足呢。
　　下午在活動現場買了書，品嚐印度的薄餅及
香料奶茶，直到返家已晚上八點鐘，肚子不
餓，所以免了晚餐，調整一下。

減重日記

　　這三天體重都沒下降，上上下下，似乎又碰
到停滯期，而且幾天來因沒時間買菜，番茄早
沒了，昨夜回來時到超市補給一些，所以一早
又有番茄吃了，我發覺早、晚各一個烤番茄似
乎很有幫助。
　　早餐喝了奶昔加檸檬皮及烤番茄及優質蛋白
粉，中午特別以鮭魚頭及豆腐、黑木耳煮的味
噌湯，番茄蘿蔓玉米沙拉淋上酸醋亞麻仁油
醬；今天特別以發芽糙米煮飯，做成煎鮭魚蓋
飯配鴻禧菇，真是幸福啊！
　　晚上吃一個烤番茄，半個青蘋果，工作到
十二點，有點餓，但只能喝水，上床吧！

瘦身管理日誌—第二周

2012/12/3 Mon 天氣陰

測量時間	Am 10:15	血壓	131/91
體重	60.5	體脂	36.7
水分比	46.8	肌肉比	29.7
骨重	5	脈博	72
運動	45 分鐘		

早餐前：琉璃苣油、檸檬汁、蔓越莓汁 + 鼠尾草籽
早　餐：黑白豆漿 + 黑白木耳、黑芝麻、亞麻仁籽
午　餐：鮭魚頭豆腐白菜味噌湯、番茄蘿蔓玉米沙拉、紅鳳菜、發芽米飯
晚　餐：奶昔 +1/2 檸檬皮 +1/2 青蘋果 + 高蛋白粉

2012/12/4 Tue 天氣晴偶陰

測量時間	Am 8:30	血壓	142/90
體重	60.1	體脂	36.4
水分比	46.4	肌肉比	29.7
骨重	5	脈博	70
運動	50 分鐘		

早餐前：琉璃苣油、檸檬汁、蔓越莓汁 + 鼠尾草籽
早　餐：黑白豆漿 + 黑木耳、黑芝、亞麻仁籽、枸杞紅棗參鬚
午　餐：牛排配紫高麗菜炒白菇、大蒜炒地瓜葉、發芽米飯
晚　餐：奶昔 + 1/2 檸檬皮、1 大匙小藍莓、2 匙高蛋白

減重日記

　　昨夜晚睡，今日九點才起身，昨晚煮了黑、黃豆加上黑木耳在電鍋，一早剛好可用，加了熱開水，黑芝麻、白木耳一點蜜蜂打成豆漿，熱呼呼的好極了，黑色食物補腎對於消除下半身脂肪很有幫助，尤其黑木耳富含膳食纖維，白木耳又富含膠質，可能因我長期食用，皮膚才會沒有細紋、QQ 也是在減重過中，食用大量黑木耳，消除水腫。

　　中午吃昨日剩下的鮭魚頭豆腐味噌湯，加了大白菜，好甜，蘿蔓玉米番茄沙拉多加了些玉米，剩下一小碟紅鳳菜，我發覺發芽米煮的飯好香，真的很好吃。

　　由於體重有點下不來，我開始恢復第一階段飲食，晚上盡量以奶昔加高蛋白粉，加了半個檸檬皮及剩下的一半青蘋果，很美味呢！

減重日記

　　太陽終於露臉了，今日天氣稍回暖，心情也特好。依時在早上八點半量了體重，降下來了，比昨日上午十點半量的降了零點四公斤，我想並非真的減那麼多，而是前幾日量的時間不定，而且作息也有點不規則，擾亂了次序，所以減重時還是規律較好，效果也較明顯。

　　上午吃了黑白芝麻豆漿，加進泡枸杞紅棗參湯剩下的料，纖維應該很多，夠環保吧！體內的環保也兼顧了。中午煎了一塊牛排，配菜為紫高麗菜及白菇，鮮美無比，地瓜葉則配蒜末炒香，高纖又營養，今天吃的是發芽米。下午打電話去約定了明年元月十一日的南印度漂流之旅，把九寨溝的行程延到元月三十日，算是慰勞書完成的獎勵，每個人都需要獎勵，但我第一個要完成目標，第二個要完成書的寫作。

　　去健身房運動前碰到社區管理公司的總監，她應有兩到三個月沒看到我，遠遠居然不認得，可大大地嚇了一跳，我的瘦身計劃令她驚艷不已，看來真是成績不錯呢！

　　晚上刻意只吃奶昔加半個檸檬皮與一大匙小藍莓，打成汁後，小藍莓有好多籽，富含抗氧化質素，所有莓果及枸杞都有這些籽，全部吸收最重要，還可幫助排泄呢！

2012/12/5 Wed 天氣雨

測量時間	Am 8:50	血壓	
體重	59.9	體脂	36.1
水分比	46.1	肌肉比	29.7
骨重	5	脈博	
運動	45 分鐘		

早餐前：琉璃苣油、檸檬汁、蔓越莓汁＋鼠尾草籽

早　餐：黑白豆漿＋幾片黑木耳＋一大碗白木耳、10 克黑芝麻、5 克亞麻仁籽、一匙蜂蜜

午　餐：燉排骨（當歸、黃耆、白果 8 粒、紅棗 5 粒、芡實 4 片）、炒紅菜

晚　餐：奶昔＋半杯新鮮小紅莓＋2 匙高蛋白

減重日記

今日的體重稍降零點二公斤，應該開始恢復效果。

早上天冷，我以半碗黑、黃豆加黑木耳，一大碗白木耳、一匙十克有機黑芝麻及五克亞麻仁籽及蜂蜜，加上熱開水，暖到心底了。因要專心寫作，所以備了中午的燉排骨，加上當歸、黃耆、芡實及白果、紅棗，美味不已，以麻油薑絲炒紅鳳菜加了個鴨蛋，好滿足喔！

今天翻閱了以前時間管理的目標欄健康部分的規畫，當時也在做減肥計劃，那是一九九四年七月，當時體重是六十八公斤到一九九七年七月的體重是六十二公斤，想要減到五十五公斤的目標一直沒有達成，原因很多，但最重要的是目標規畫的期限很重要，一定要如期完成，花時間投資是必需的。此外以前沒有用對方法，後來又復胖了，所以，這次一定成功。

我現在的體重比一九九四年、一九九七年都輕很多了，真是一大鼓勵。

晚上喝了奶昔加鮮小紅莓，很好喝呢！

2012/12/6 Thu 天氣晴

測量時間	Am 8:50	血壓	117/78
體重	59.9	體脂	36.9
水分比	47.1	肌肉比	29.7
骨重	5	脈博	80
運動			

早餐前：琉璃苣油、檸檬汁、蔓越莓汁＋鼠尾草籽

早　餐：白木耳薏仁＋（枸杞、參鬚、紅棗、薑片等）+10 克黑芝麻 +1 匙蜂蜜 +1 個烤番茄＋亞麻籽油

午　餐：燉排骨＋豆腐半塊、鯛魚佐蘿蔓番茄沙拉

下午茶：（3 點於亞都巴賽麗廳）番茄濃湯 1 小杯、布列塔尼蕎麥煎餅、水果（西瓜、葡萄）

甜　點：草莓慕絲、戚馬卡龍、小蛋糕，配大吉嶺夏茶

減重日記

今天太陽露臉了，天氣出奇地好，幸好昨天沒有取消下午亞都飯店的下午茶。

昨日煮一鍋薏仁白木耳，今日取一碗，加了泡枸杞茶剩下的渣料，有枸杞、紅棗、參鬚及薑片這些放進去打，一方面惜福，一方面它可是纖維營養及抗氧化之來源，再加上有機黑芝麻及一點蜂蜜，好喝極了。

雖然下午與俊穎、蔣主任約了喝下午茶，但午餐還是得吃一點，我將昨日剩下的燉排骨加了半塊豆腐及湯喝下肚，好暖和，香煎鯛魚配了一點蘿蔓及小番茄，平均攝取，還不錯呢！

今午捨去澱粉。

亞都的午茶極為豐富，鹹點我選了布列塔尼傳統蕎麥煎餅，薄薄的煎餅一大片，覆蓋在一大盤蘑菇片及起司上，上面還有一個煎蛋，光這一盤就飽了，俊穎點了肋眼牛肉三明治佐第戎芥末醬，我試味道居然吃了一半，法式甜點十分精美，我品嚐了小馬卡龍及一小條水果軟糖及一杯草莓慕絲，栗子蛋糕不可再吃了，打包吧。

那一小碗番茄濃湯配炒蘑菇片十分好喝，最後還有水果呢！

瘦身管理日誌─第二周

2012/12/7 Fri 天氣晴

測量時間	Am 9:00	血壓	125/83
體重	59.7	體脂	36.2
水分比	46.6	肌肉比	29.7
骨重	5.1	脈博	78
運動			

早餐前：琉璃苣油、檸檬汁、蔓越莓汁+鼠尾草籽
早　餐：白木耳薏仁+10克黑芝麻+5克亞麻仁籽+1匙蜂蜜+1個奇異果
午　餐：鴨蛋包湯、蘿蔓、小番茄、海帶芽
晚　宴：（10道菜）冷盤4喜、鮮蝦、炒蚌片四季豆、佛跳牆、培根高麗菜、炸豬裡脊、清蒸魚、荷葉飯、水果、紅豆紫米湯。每種少許。

我喝著大吉嶺夏茶，十分享受，算是稍微放個假吧。

晚上去大遠百電影院看IMAX的少年PI的奇幻漂流，真是太精彩了，李安真是了不起，動物、小孩及水三元素，是電影最難處理，最為害怕的，好多人想拍那部小說成電影，最後考慮很多因素都放棄了，李安竟然拍得那麼棒，真令人感動。

理查派克那隻老虎在最後漂流到墨西哥上陸，終於離開PI，走向叢林，PI趴在沙灘上對他說：「你怎麼可以不跟我好好告別就走了，那一刻，真是令人心碎。」

板橋市府大廣場的聖誕樹及燈樹海真是太美了，很有歐洲的味道，稍稍平撫PI電影的激盪，今天真是有意義的休息日。

因為下午茶吃得太豐盛了，晚餐當然不可再吃囉！

減重日記

今日的陽光真是燦爛，溫暖人的心，一早磅體重又少了零點二公斤，昨夜回到家已十點半，整理、上床，與起芳通電話要她去看PI的電影，睡覺時已12:30，算是近期最晚的。

今天晚上要去參加實價登錄的演講餐會，所以，早、中午餐必須調整。

早上吃了白木耳薏仁黑芝麻汁及一個帶皮的奇異果，奇異果很多營養纖維都在皮上，我一向是連皮吃，很多人不習慣，但養成習慣後就很適應了。

午餐煮了鴨蛋包湯配蘿蔓、小番茄及海帶芽，補充今日可能不足的蔬菜。

晚餐是十道菜的餐會，冷盤4拼、鮮蝦、炒蚌片四季豆、佛跳牆、培根高麗菜、炸豬裡脊、清蒸魚、荷葉飯、水果及甜品紅豆紫米湯，我每樣都吃了呢，今天可是放縱了。

在晚餐場合，好多人很久沒看到我，真是嚇了一跳，頻頻詢問如何能瘦身又容光煥發，我說祕密在下一本書，這個永遠讓女人興趣滿滿的話題，看來要好好點燃。

有時久久需要出現在大眾之前，一方面贏得讚賞，對自己可是一大鼓勵呢！一方面也刺激大眾的好奇心，為新書暖暖身。

2012/12/8 Sat 天氣雨

測量時間	Am 11:45	血壓	130/83
體重	60.7	體脂	38.7
水分比	46.7	肌肉比	29.7
骨重	5	脈博	74
運動			

早餐前： 琉璃苣油、檸檬汁、蔓越莓汁 + 鼠尾草籽
午　餐： 烤鱸魚、6 個水餃白菜湯
晚　餐： 奶昔 + 半杯鮮蔓越莓、1/2 檸檬皮

2012/12/9 Sun 天氣雨

測量時間	Am 9:25	血壓	130/78
體重	60.5	體脂	36.8
水分比	46.4	肌肉比	29.7
骨重	5	脈博	74
運動	48 分鐘		

早餐前： 琉璃苣油、檸檬汁、蔓越莓汁 + 鼠尾草籽
早　餐： 黑白豆漿 + 黑白木耳、薏仁、黑芝麻 +1 匙蜂蜜
午　餐： 蝦米小魚干洋蔥炒蛋、煎牛排佐白菜紅蘿蔔、炒地瓜葉
下午茶： （16:30）1 個柳丁 +1 個紅李
晚　餐： 肉片、香菇、蛋湯

減重日記

　　昨夜十二點半才睡，今日晚起，已來不及早上十以前的早餐，所以跳了一餐，休息一下，因昨晚吃得有點過火，宴席菜就是這樣，每種一點一點，加起來就很驚人，何況忍不住還吃了半碗久違的荷葉飯。

　　今早十一點四十五才量體重，馬上秀成績當你看！好可怕的六十點七，比昨早居然高一公斤，當然量的時間也有關係，一般是例行八點半量體重，可也夠嚇人了，真的不能太放縱，在減重期間，尤其是晚上的宴席，一個月可不能超過兩次，否則就很辛苦了。

　　中午吃了條烤鱸魚，六個水餃煮白菜紅蘿蔔及泡菜，十分可口，這是我第一次煮泡菜火鍋。

　　晚餐節制地打了奶昔加半杯鮮蔓越莓及半個檸檬皮，因寫稿看資料，不知不覺已到夜間十二點，又是十二點半才睡覺，這兩天不太正常，明日一定要恢復。

減重日記

　　非常準的，你的身體會告訴你，每次晚睡後，隔天體重一定不會降，尤其幾日破壞規律之後，所以持續養成十一點以前「必睡」的好習慣是必須的，熬夜絕對划不來。

　　今早晚起一些，因昨夜也是十二點半才睡，九點二十五量體重雖降了零點二公斤，但仍不理想。

　　早餐吃了黑白豆漿加黑白木耳及黑芝麻，今日天冷，一大杯熱漿下肚，非常溫暖。

　　中午我把牛排切成小塊煎了一下，配小白菜、紅蘿蔔絲，多吃了蔬菜，把蝦米小魚干及洋蔥炒鴨蛋是新的嘗試，很可口，另配了一道蒜末炒地瓜，這幾樣菜式都富含蛋白質及鈣質，對減重者而言極有助益。

　　下午去了一趟超市，幸好雨停了，買了好多東西，剛好有兩副雞骨架，回來加醋熬高湯，晚上正好可用，加了香菇、肉片、黑木耳及茼蒿，加了一個蛋，好吃呢！

　　晚上在家騎腳踏車，一面看電視休息，騎了四十八分鐘減兩百七十大卡，腳踏車比快走消耗更多卡路里，隨後泡澡三十分鐘，效果最好。

瘦身管理日誌──第三周

測量時間	Am 9:15	血壓	
體重	60.3	體脂	36.4
水分比	46.4	肌肉比	29.7
骨重	5.1	脈博	
運動	45 分鐘		

早餐前： 琉璃苣油、檸檬汁、蔓越莓汁＋鼠尾草籽
早　餐： 黑白豆漿＋白木耳薏仁＋10 克黑芝麻
午　餐： 綜合蔬菜海鮮湯＋粉絲、蝦、豆腐
下午茶： （17:00）一個柳丁
晚　餐： 奶昔＋1 個檸檬皮、1 個烤番茄、新鮮藍莓半杯＋高蛋白粉

減重日記

　　雨停了，太陽露臉，很舒服，雖然天氣一天天冷了，然而，今早卻感覺很好。

　　體重又降了零點二公斤，似乎慢慢恢復正常速度，繼續喝熱的黑白豆漿加白木耳薏仁黑芝麻，黑色食物對瘦下半身是很有幫助的。

　　中午煮了好棒的綜合蔬菜、豆腐、海鮮湯加了粉絲及四個水餃，熱呼呼的好溫暖。

　　下午運動前吃了一個柳丁，寫作很順利。

　　晚餐還是喝了奶昔，加了一個檸檬皮、烤番茄及半杯藍莓。

　　今天依時提早睡覺，儲備明日的精力。

測量時間	Am 9:00	血壓	
體重	60.1	體脂	36.7
水分比	47.3	肌肉比	29.8
骨重	4.9	脈博	
運動			

早餐前： 琉璃苣油、檸檬汁、蔓越莓汁＋鼠尾草籽
早　餐： 黑白豆漿＋白木耳薏仁＋10 克黑芝麻 +5 克亞麻仁籽
午　餐： 小赤鯨魚豆腐味噌湯、炒菠菜、洋蔥豬肉蓋飯
下午茶： （17:00）富硒茶配 2 片手工餅乾、1 顆松露巧克力
晚　餐： 奶昔 +1 個烤番茄＋高蛋白粉

減重日記

　　又下雨了，溫度也下降了，體重減了零點二公斤。

　　運動後立即泡澡真的很有效，因為持續將推升的基礎代謝延展好多小時，可以多燃燒五六十大卡的熱量，很划算呢！

　　早餐喝了好熱的黑白豆漿、白木耳薏仁加黑芝麻，黑白豆漿每次都煮兩杯豆子，分次裝袋放在冰凍層，每次拿一包打成汁，方便得很又保鮮。

　　中午吃了三尾小赤鯨魚及豆腐味噌湯、炒菠菜、我將四分之一個洋蔥切絲炒了豬肉片加醬油做成洋蔥豬肉蓋飯，好甜喔，加一點白芝麻，比吉野家好吃呢！

　　下午兩點 Vickey 來為我做全身油壓按摩，她的技術非常好，這個階段我應該多做一些身體的按摩，有助緊實肌肉，Vickey 說我手臂很緊實，乳房下緣的淋巴很多，是一般人較少碰觸的部分，壓了會有點痛，有本書上特別提到這裡要多按摩，可促進淋巴功能，大腿及手臂因快走及甩動手臂啟動淋巴機會較多，胸下則較少動到，所以不通則痛，我得多花功夫，每天按一下。

2012/12/12 Wed 天氣陰

測量時間	Am 8:40	血壓	
體重	59.8	體脂	36.4
水分比	47.3	肌肉比	29.8
骨重	5	脈博	
運動	50 分鐘		

早餐前： 琉璃苣油、檸檬汁、蔓越莓汁+鼠尾草籽
早　餐： 黑白豆漿 + 白木耳薏仁 +10 克黑芝麻 +5 克亞麻仁籽 +1 杯鮮奶
午　餐： 煎旗魚片、煎鴨蛋+3 片芋頭糕、炒菠菜、生巧克力 2 片
下午茶： （17:00）半杯優格 + 藍莓，1 匙亞麻籽油 + 生巧克力 1 片
晚　餐： 綜合蔬菜湯、1 個蛋、旗魚片、肉片各約 50 克、小蘇打餅 6 片

減重日記

今早接到正一遊南投寄來的一盒生巧克力，忍不住趕快吃了兩塊，好吃極了，那是百分之八十五的，我最愛的一種，減重時甜食當然是禁忌，然而，這個時候，如果還道貌岸然，就有點虛偽了，小吃滿足一下，還是可以的。

早上繼續喝我的薏仁白木耳奶昔，加了一杯鮮奶、一匙黑芝麻，好喝極了，中午煎了剛買的一片旗魚加了個鴨蛋，三片芋頭糕，通常在此期間是不吃糕的，但偶而吃一兩次無防，配了炒菠菜，冬季菠菜正好。

晚上喝了剩下的綜合蔬菜湯加一個雞蛋，剩下三分之一旗魚及一些肉片，居然嘴饞，吃了幾片小蘇打餅，趕快騎五十分鐘腳踏車，隨後泡澡三十分鐘。

今天十一點上床，好些了。

按摩後約五點，我請 Vickey 喝富硒茶，吃了兩片手工餅乾及一粒松露朽克力，非常舒服，偶爾在家喝個下午茶，自己放鬆一下也是應該的。

晚上我烤了一個番茄，加入奶昔中，摻上高蛋白粉，Vickey 交待我不要洗去身上的油，讓它自然吸收，所以簡單洗了下體及腳就上床了，時間也已十一點，該好好睡覺了。

瘦身管理日誌─第三周

測量時間	Am 10:00	血壓	
體重	60.5	體脂	36.4
水分比	46.4	肌肉比	29.1
骨重	5	脈博	
運動			

早餐前： 琉璃苣油、檸檬汁、蔓越莓汁 + 鼠尾草籽
早　餐： 黑白豆漿 + 白木耳薏仁 +10 克黑芝麻 +5 克亞麻仁籽 +1 杯鮮奶
午　餐： 羊肉片小火鍋（黑木耳、茼蒿菜、豆皮、粉條）
下午茶： （15:30）一杯咖啡
晚　餐： 豬腳肉 5 片、五花肉 2 片、奶昔（百香果 1 個、鮮藍莓半杯、烤番茄 1 個、高蛋白粉 1 匙）

減重日記

　　今日天氣好棒，大放晴，陽光看起來好溫暖，本想出外吃個午餐，打電話約黃晶晶，她說好不容易她一個人在家，邀我去她家吃飯，因她午餐只吃麵包，她為我做了一個羊肉小火鍋，加了粉條，一大碗吃得很過癮呢。

　　平常她先生在旁，都不好說些心裡話，這回可好好傾訴一番，飯後我們喝了一杯咖啡，隨後喝茶，真是悠閒的午後，聽聽她的傾訴，也解了悶。

　　隨後去家樂福買些牛肉、魚、及大閘蟹，回來滷了一鍋牛腱及五花肉，忍不住嚐了一片，加了幾片豬腳肉是現成買來的。

　　晚餐打了一杯百香果藍莓奶昔，希望今日的餐不會太超過。因今早磅體重比昨日退步了零點七公斤，我想前一天的巧克力及蘇打餅發揮了作用，還真準呢。

測量時間	Am 9:00	血壓	
體重	60.4	體脂	36.4
水分比	46.4	肌肉比	29.8
骨重	5	脈博	
運動	45 分鐘		

早餐前： 琉璃苣油、檸檬汁、蔓越莓汁 + 鼠尾草籽
早　餐： 白木耳薏仁 +10 克黑芝麻 +5 克亞麻仁籽 +1 杯鮮奶
午　餐： 豬腳肉片、五花肉一片、滷蛋 1 個、菠菜、十穀米飯一碗
晚　餐： 秋刀魚半尾、牛肉片 5 片、蛤蠣湯一碗、烤番茄 1 個 + 亞麻籽油

減重日記

　　腰：26"，胸：34"，胸下：28"，腹：32"，臀：34"，右大腿：18.5"，左大腿：18.5"，右小腿：13.8"，左小腿：13"。

　　寫作剛好寫到腰圍比胸圍重要的部分，有時體重沒降，但是身材尺寸變小了，那也是成功的，今早量了九圍，腰一樣二十六，但腹圍居然少了一吋，右大腿少了零點五吋，左大腿少了零點三吋，腹圍是我這個階段非常努力的，因前腹還有一些贅肉。

　　昨晚燉的滷牛腱及五花肉片好香，今早吃了各一片，打上熱騰騰的白木耳薏仁奶昔，煮了六個蛋預備放入滷汁當滷蛋。

　　中午把滷的五花肉片及豬腳肉片、滷蛋加在十穀飯上，另炒了剩下的一點菠菜，因晚上博尹要來與我晚餐。

　　幸好決定在家吃飯，否則博尹八點才到，已過了我吃晚餐的時間，我把現成的烤秋刀切半，陪他吃了一半，喝了一碗蛤蠣湯、滷牛腱嚐了一片，另烤了一個番茄配亞麻籽油，此時吃東西是太晚了，只能偶一為之。

2012/12/15 Sat 天氣晴

測量時間	Am 9:30	血壓	
體重	60.5	體脂	36.2
水分比	46.2	肌肉比	29.8
骨重	5.1	脈搏	
運動	45 分鐘		

早餐前： 琉璃苣油、檸檬汁、蔓越莓汁 + 鼠尾草籽
早　餐： 十穀米奶昔 +1 杯鮮奶、10 克黑芝麻、5 克亞麻仁籽、烤番茄 1 個、亞麻籽油
午　餐： 2 隻大閘蟹、8 顆水餃、青菜
下午茶： 卡布其諾 1 杯、手工餅乾 2 片、85% 巧克力 2 片
晚　餐： 奶昔 + 半杯鮮蔓越莓、1 個李子

2012/12/16 Sun 天氣晴

測量時間	Am 8:15	血壓	
體重	60.2	體脂	36.4
水分比	46.4	肌肉比	29.7
骨重	5	脈搏	
運動			

早餐前： 琉璃苣油、檸檬汁、蔓越莓汁 + 鼠尾草籽
早　餐： 奶昔 +10 克黑芝麻、1 個烤番茄 + 亞麻籽油
午　餐： 鵝肉、筍干、酒蛋、芹菜鴨腸、蟹肉羹
晚　餐： 法式松露雞蓉、什錦野菇湯、凡爾賽野菇、松露鵝肝醬烤雞、法式薄餅冰淇淋、卡布其諾

減重日記

　　早餐的十穀米奶昔中，加了一杯鮮奶、十克黑芝麻，熱熱的非常好喝，另烤了一個番茄加一匙亞麻籽油。

　　中午蒸了兩隻大閘蟹，配八個水餃，以水餃湯加上黑木耳、香菇、海帶芽、茼蒿菜做成蔬菜湯，十分美味呢！

　　今天決定明日赴台中，因起芳的大兒子小樊自美返國回台中住三天，已多年不見，難得可以聚聚，順便去看絡蕎。

　　下午煮了杯卡布其諾，把手工餅乾吃完，加了兩片百分之八十五的巧克力。

　　今晚得少吃，因明日外食，我把半杯蔓越莓、一個李子打入奶昔中，補了今天的水果。

　　快步走運動四十五分鐘，回來泡個牛奶澡，很舒服。

減重日記

　　今天去台中看起芳及小樊，一早喝了杯奶昔，搭上九點四十的巴士由林口直達台中，只花了一小時四十分。絡蕎來接我，中途去買了一盒漂亮的馬卡龍赴起芳家，她開心極了。

　　起芳買了現成的鵝肉、筍干、芹菜炒鴨腸、高粱酒蛋，下了兩種水餃，她自己以新鮮蟹肉加上玉米芹菜做成蟹肉濃湯，下了不少功夫呢！大家在客廳吃起自助餐，好好玩！

　　起芳看到我的苗條身材驚艷不已，她很佩服我的毅力，因為我已近兩年沒看到她，更為明顯，聽到好友對我的讚譽，真是好開心。

　　傍晚我們選了南法料理的布列塔尼餐廳，裝潢精緻可愛，我們點了全餐，包括義式帕瑪頌番茄蔬菜湯、法式松露雞蓉什錦野菇湯、布列塔尼海鮮沙拉及主菜普羅旺斯法式羊小排、凡爾賽野菇松露鵝肝醬烤雞，甜點則有布列塔尼薄餅佐冰淇淋及熱的皇家雪莉烘烤麵包布丁，另加了卡布其諾，絡蕎有喝酒的意願，我們就開心吧！點了澳大利亞的紅酒——減肥怎麼可以吃這麼多？今天與外甥女共餐，難得放假嘛！我們在七點半以前吃完，還好啦！

　　搭乘九點十五分的車回林口，到達後走路回家已過十一點半，過了豐富美妙的一天。

瘦身管理日誌—第四周

2012/12/17 Mon 天氣晴

測量時間	Am 11:00	血壓	
體重	61.3	體脂	36.7
水分比	46.2	肌肉比	29.7
骨重	5.1	脈博	
運動	50 分鐘		

早餐前： 琉璃苣油、檸檬汁、蔓越莓汁 + 鼠尾草籽
午　餐： 蔬菜湯
晚　餐： 3 片牛腱、奶昔 +10 克黑芝麻 +1/2 杯優格 +1 個百香果 + 優格 +1 匙亞麻籽油

2012/12/18 Tue 天氣雨

測量時間	Am 8:50	血壓	145/87
體重	61	體脂	36.7
水分比	46.2	肌肉比	29.7
骨重	5	脈博	
運動	腳踏車 62 分鐘		

早餐前： 琉璃苣油、檸檬汁、蔓越莓汁 + 鼠尾草籽
早　餐： 雞湯牛肉片 + 番茄、黑木耳洋菇蔬菜、2 片全殼麵包、卡布其諾 1 杯
午　餐： 炒花椰菜嫩芽、滷肉飯 + 滷蛋 1 個、炒洋菇、1 條秋刀魚
晚　餐： 烤番茄 1 個、奇異果 1 個 + 奶昔

減重日記

　　早有心理準備，昨夜的晚餐放縱，馬上具效，今早睡晚，到早上十一點量體重，多了一公斤，哈哈！

　　今天必須斷食一天，只喝蔬菜湯。

　　我以雞骨湯加上大白菜黑木耳、海帶芽、番茄等熬成湯，這是今日的補充精力湯。

　　晚上吃了三片牛腱肉，加上一杯黑芝麻奶昔加了半杯優格。

　　另以一個百香果加半杯優格淋上亞麻籽油成了豐富的晚餐。

減重日記

　　今日感覺很冷，又下著雨，早餐適合溫熱的開始，我以雞高湯放進八片牛肉片，加了洋菇、黑木耳及茼蒿菜煮成熱熱的湯，好豐富，好久沒吃雜糧麵包，烤了兩小片，加上一杯卡布其諾，非常滿足。

　　中午以剩下的十穀米、滷肉及滷蛋蒸成香味十足的滷肉飯，炒了青花菜嫩芽及洋菇，中午一定得吃飽飽的，要趕工寫作呢。

　　拿出一個月前還扣不上的牛仔褲及燈絨褲，居然變低腰了，還有點鬆呢，表示尺寸變小了，真開心！

　　晚上喝奶昔加了烤番茄及一個奇異果，騎腳踏車六十二分鐘，又泡了澡，十點半上床趕快睡個好覺。

2012/12/19 Wed 天氣陰

測量時間	Am 9:30	血壓	124/87
體重	59.3	體脂	37.3
水分比	46.3	肌肉比	29.7
骨重	4.9	脈博	80
運動	腳踏車 40 分鐘		

早餐前： 琉璃苣油、檸檬汁、蔓越莓汁＋鼠尾草籽

早　餐： 十穀米奶昔 +1 個紅蘋果、1 杯鮮奶、亞麻仁籽 5 克、1 匙可可粉

午　餐： 味噌鮭魚頭、海帶芽、杏鮑菇、黑木耳、十穀飯 1 碗、滷蛋 1 個、炒花椰菜嫩芽

晚　餐： 1 個白煮蛋、奶昔 +1 個烤番茄 +10 克黑芝麻

2012/12/20 Thu 天氣晴

測量時間	Am 8:45	血壓	
體重	59.9	體脂	36.3
水分比	46.5	肌肉比	29.6
骨重	5.1	脈博	
運動	腳踏車 62 分鐘		

早餐前： 琉璃苣油、檸檬汁、蔓越莓汁＋鼠尾草籽

早　餐： 十穀米奶昔加 10 克黑芝麻、5 克亞麻仁籽、1 個滷蛋

午　餐： 椰香咖哩雞腿飯、生春捲加生菜

晚　餐： 奶昔 +1/2 杯新鮮蔓越莓、1 個百香果

宵　夜： （十點）半杯鮮奶 + 膠原蛋白 2 匙

減重日記

　　今日果然體重下降了，比昨日降零點七公斤，可見提早上床，好好睡覺，的確是燃燒脂肪的好方法，今晨感覺全身各處麻麻的，似乎在燒東西，每次我如果全身都有這種麻刺感遍佈，當天量體重一定有好成績。

　　即使在家，也要打扮得漂漂亮亮，自己看了都開心，當我刷了眉毛，在笑靨抹上胭脂，刷上薄粉，點上絳唇時，白晰的鵝蛋臉，顯得容光煥發，對照那天去台中時起芳給我一張約三年前一起吃飯拍的合照，那張圓滾滾的胖臉，真不可同日而語。

　　我一定不要回到那個臃腫的模樣了。

　　中午煮了味噌鮭魚頭加上黑木耳、杏鮑菇、海帶芽，蒸了十穀飯加上一個滷蛋、花椰菜嫩芽青翠好吃，吃得好飽呢。

　　晚餐因要做滷蛋，所以煮了六個白煮鴨蛋，順便吃了一個，再加上奶昔與一個烤番茄及十克黑芝麻，黑芝麻的鈣比牛奶多十五倍，而且對腸道順暢很有幫助，每天吃，好像最近頭髮比較不容易白呢！

減重日記

　　天氣太好了，今天一定要出去走走。

　　早餐以十穀米加了黑芝麻及亞麻仁籽打成奶昔，加一個滷蛋。

　　中午迎著陽光，到附近的越南餐廳，下電梯時，鄰居看到我說你變好瘦喔！好漂亮，她已很久沒見到我了，頗為驚訝，看來真是明顯有成效呢！

　　在餐廳點了椰香咖哩雞飯及生春捲，減重時外食，越南菜是很好的選擇。

　　下午五點去健身房快走了六十二分鐘，我覺得，運動能量越來越好，現在走一個鐘頭都不累，體能耐力都有很大進步。

　　晚上打了奶昔加上半杯新鮮蔓越莓、一個百香果，味道很美呢！

瘦身管理日誌—第四周

2012/12/21 Fri 天氣晴

測量時間	Am 8:45	血壓	
體重	60.5	體脂	36.4
水分比	46.4	肌肉比	29.5
骨重	5	脈博	
運動			

早餐前： 琉璃苣油、檸檬汁、蔓越莓汁 + 鼠尾草籽
早　餐： 豆漿 +10 克黑芝麻、5 克亞麻仁籽
午　餐： 生春捲 + 生菜、何首烏雞半碗
下午茶： （遠企馬可孛羅）巧克力、兩種三明治各一、莓果塔、小菜烤茄子、小蛋糕 + 玫瑰茶

減重日記

　　今日天氣大好，早上喝了熱熱的豆漿加黑芝麻，也許最近常吃黑芝麻，好像頭髮真是沒白得那麼快了。

　　早上接到俊穎的電話，想請我下午與武打明星楊麗菁及蔣主任一起喝下午茶，本來想專心趕稿子，不想出門，但他一再邀請，天氣又那麼好，就答應了。

　　我們在遠企三十八樓馬可孛羅酒廊喝茶，遠眺一〇一，以前常來，居高臨下，風景很棒，它們的下午茶極為豐富，兩種三明治外，有巧克力球及好幾種餅乾，小水果塔、再加上兩種麵包，雖然選了幾樣吃，但甜點吃起來熱量也很可觀呢，配的玫瑰茶很對味。楊麗菁極為健談，提起十九歲開始到香港拍武打片，常常全身傷痕累累，她憑著堅忍的毅力熬過來，令人敬佩，每一個人光鮮亮麗的背後，可能都有辛酸的故事，十年練瑜伽，讓她免除坐輪椅的命運，我早年也練過瑜伽，已停多年，受到她的激勵，我想慢慢要重新開始練了。

　　晚餐當然省略了，回到家已九點多，今天一定要好好睡了。

2012/12/22 Sat 天氣雨

測量時間	Am 8:20	血壓	
體重	60	體脂	37.3
水分比	45.7	肌肉比	29.7
骨重	5	脈博	
運動			

早餐前： 琉璃苣油、檸檬汁、蔓越莓汁 + 鼠尾草籽
早　餐： 豬高湯煮裡肌肉片、黑木耳、海帶芽、菠菜、金針菇 +1 顆滷蛋。1 杯拿鐵咖啡 +2 顆巧克力
午　餐： 何首烏燉烏骨雞 + 紅棗、涼拌青木瓜絲 + 小黃瓜、南瓜籽
下午茶： （17:00）半杯優格 + 百香果、紅李 + 亞麻籽油 +1 匙蜂蜜
晚　餐： 奶昔、亞麻籽、黑芝麻 + 鮮蔓越莓半杯

減重日記

　　天氣又轉壞了，而且一早十分冷，這時最需要營養豐富的熱湯，我把前天熬的豬排骨高湯作基底，加入裡肌肉片、黑木耳、嫩海帶芽、菠菜及一個滷蛋，煮成什錦肉片湯，喝湯吃肉，滿足極了，其實如果可能，早餐是應該這樣吃的，而不是隨便吃個麵包，早餐均衡的營養，一天的精氣才飽足。

　　中午吃昨日燉的何首烏烏骨雞加紅棗，把前天打包回來的青木瓜絲加上一條小黃瓜及南瓜籽，淋上亞麻仁油，十分美味，配上幾口青花菜嫩芽，今天中午忘了吃飯呢！

　　下午在健身房快走六十二分鐘，減了一百六十五卡熱量，走路減的熱量不多，但可強化新陳代謝，加速排毒消脂。

　　今晚喝了奶昔加新鮮蔓越莓及一匙黑芝麻，十分美味，昨天的下午茶可能得兩天才減得掉呢！只能偶一為之。

2012/12/23 Sun 天氣陰

測量時間	Am 8:55	血壓	
體重	59.5	體脂	36.3
水分比	46.5	肌肉比	29.7
骨重	5	脈博	
運動			

早餐前： 琉璃苣油、檸檬汁、蔓越莓汁＋鼠尾草籽
早　餐： 豬高湯煮牛肉片、黑木耳、金針菇、
　　　　　海帶芽、菠菜
午　餐： 煎虱目魚肚、1個滷蛋、豆腐1/4塊、
　　　　　豆皮、煎芋頭糕2片、青菜
晚　餐： 烤番茄＋亞麻籽油、奶昔、黑芝麻、
　　　　　亞麻仁籽

減重日記

　　胸34”，胸下28”，腰25.2”，腹32”，臀34”，右大腿18.5”，左大腿18.5”，右小腿13.5”，左小腿12.9”，右臂12”，左臂12.5”。

　　昨夜睡得較早，今早體重也下降了，冷氣團來襲，早上開始就冷了，好想喝熱湯，我把預先煮的豬骨高湯加上八片牛肉片、黑木耳、金針菇、海帶芽與菠菜，煮成一大碗熱呼呼的牛肉湯，鮮甜不已，這是最營養，最豐盛的早餐；其實外國人常以一杯咖啡一個麵包就打發了早餐，這是最不健康的吃法，早餐仍然要有蛋白質、蔬菜、油脂及一點澱粉。

　　下午一點約了去剪頭髮，洗髮的小姐說我又瘦了，尤其腰腹線條優美，我想到今日量尺寸，腰居然由二十六吋縮小到二十五點二吋，右大腿與左大腿也各小了零點五吋，所以，雖然近期我的體重減少不多，但尺寸證明脂肪還是減下來了，上次剪髮是兩個半月以前，當然她們會明顯感覺我又瘦了，很大的鼓勵呢！

　　設計師美秀幫我剪了一個線條時髦俐落的頭髮，我十分滿意，因耶誕節到了，二十五日又有大學同學會，在她的推薦下染了一個久未嚐試的紅髮，跳出層次，美極了，這也是莫大的激勵呢。

　　回家已是晚上七點半，喝了奶昔，烤一碗紅番茄加亞麻籽油，今天不寫稿了，早早休息去。

第 8 章

30 天吃飽「瘦食譜」

冰箱大掃除

「瘦身管理」的階段，除了「絕對必要」的商務飯局或應酬之外，如果能夠盡量減少外食，親自打理日常三餐，對於目標達成有非常正面的作用。

然而，為了根除壞習慣，建立健康、優質的好習慣，我們將冰箱積藏的食品，狠狠整頓一下，「捨」、「丟」、「送」，是此際三大法門。

瘦身期間嚴禁的零食，包括糖果、餅乾、各種油炸堅果、零嘴、巧克力（少量百分之八十以上黑巧克力除外），加工再製食品，包括醃菜、罐頭、香腸、臘肉、貢丸、魚丸、花枝丸、各種火鍋料麵等等，尤其加工程序越多的食品應該捨棄，因為每多一

道加工手續，營養則減少一次；各種酒類請封箱封櫃，因為瘦身期間是禁酒的；碳酸飲料或任何含糖飲品也要去除，家中只留少許供做菜用的糖及冰糖，其他含糖者皆屬禁品。

你不要「捨不得」，等「吃完」再做計畫，那就是沒有決心。你「吃完」不曉得又加了多少熱量，要多費多少工夫去消耗，得不償失！我有一位朋友把長久以來別人送她的巧克力都儲藏在冰箱中，後來真是太多了，她晚上下班回家吃完飯，想要放鬆一下，就拿起冰箱中的巧克力吃，因為太好吃了，儲藏量又多，「捨不得不吃」的結果是幾個月中胖了好幾公斤；相信我，如果家中有這些高熱量的食品，不必擺在你面前，當你嘴饞時，腦筋可清楚得很，一定翻箱倒櫃非吃到口不可，為了根除這種誘惑，最好的方法就是家中完全除去這類食品。

聰明採購清單

丟掉了舊的、不合適的，甚至有害健康及瘦身的食物，你要加進更新、更好、更有價值的新品。

我將瘦身管理分為三個階段，分別為第一：消腫減脂階段；第二：持續減脂瘦身階段；第三：平衡飲食苗條階段。在以下的聰明採購清單中，我會建議你各階段能選取搭配的食物，以及在減重中，為了持續消腫去脂，並保持身體健康，「必須」補充的營養品。

第一階段——消腫減脂階段：這個階段最重要的目標是消除水腫、增加新陳代謝力、增進腸道健康及加速脂肪燃燒。所以應該攝取有益的脂肪（例如：亞麻籽油、次亞麻油酸和結合亞麻

油酸）、大量的優良蛋白質、新鮮蔬菜、適當的水果，加上可燃燒卡路里的草藥和香料，大量的純水等等。

這個階段必須排除妨礙減重的食品，如白麵粉製造的麵包、饅頭、餅類，白糖、酒精、碳酸飲料、果汁、人造鮮奶油，以及減少富含咖啡因的咖啡、茶飲等。

以下是此階段你的食品清單：

一、油品

木粉素含量高的亞麻籽油，穩定度高的玄米油或優質的煎炒橄欖油及冷壓初榨橄欖油。

二、蛋

富含 omega-3 的放養優質雞蛋及鴨蛋。

三、蛋白粉

高單位無添加糖分的純乳清蛋白粉。

四、新鮮的魚類及海鮮

鱸魚、鱈魚、比目魚、鮭魚、青花魚、沙丁魚、鯛魚……以及罐裝的鯖魚、鮭魚、青花魚、沙丁魚皆可選擇。蝦、蟹、蚵、透油、章魚、海參皆可。

五、家禽類

帶皮的雞肉、鴨肉、鵝肉，放山雞會比肉雞更好。

六、牛肉、豬肉、羊肉

牛肉選擇牧草飼養的較好，各部位均可選擇；豬肉、羊肉也可做多元化選擇，但第一階段應選擇較精瘦的部分。

七、豆腐

植物蛋白質的來源。

八、新鮮當季蔬果

綠色、紅色、橘色、紫色，各種都要攝取，盡量多選當季新鮮的，其次才是冷凍蔬果、豆子、竹筍等。

九、新鮮水果

蘭姆（綠色檸檬）、檸檬（黃色）必須天天攝取，百分之百的有機檸檬汁也可以，不太甜且含有大量膳食纖維的最好，如芭樂、奇異果（連皮）、火龍果、葡萄柚、柑橘類、蘋果。

十、番茄

我將番茄單獨列出，因為它是減肥聖品，幾乎天天都要取用，各種顏色種類番茄都很好。

十一、高湯

純雞高湯，或魚、蔬菜高湯，不加添加物。

十二、香草、香料和佐料

新鮮香草或乾燥香草，如肉桂、丁香、莞荽葉、小茴香、蒔蘿、月桂葉、義大利綜合香料、紅椒粉、薑黃、生薑、老薑、大蒜、乾芥末等等都可交替使用，另外，蘋果醋、白醋是優良佐料。

十三、亞麻籽

必須以咖啡豆研磨機磨成粉，或在食物處理機中磨碎，也可買亞麻籽粉。

十四、純蔓越莓汁

或稱小紅莓、蔓越橘汁，必須是純汁不加糖，也可以蔓越莓膠囊替代。

十五、甜味劑

代糖（非必要），只有怕酸且不能缺甜味者需要。

十六、水

優質濾水器濾過之純淨水。

營養補充品：

一、每日攝取約四百毫克的次亞麻油酸補充品，可選擇次亞麻油酸膠囊，或相同含量的月見草油（五百毫克的膠囊約含四十至五十毫克的次亞麻油酸，每天早晚各服用四顆，或

選含量最高的琉璃苣油（每一千毫克膠囊約含兩百毫克次亞麻油酸，每天早晚服用一顆。

二、一顆綜合維他命和礦物質補充品。

三、維他命 B 群補充品。

四、含有蒲公英根、玉米鬚、蘆薈或歐芹、各種纖維素等草本藥草萃取的滅脂補充品，每日午、晚餐前半小時服用一次。

五、洋車前子殼物（Psyllium Husk）或亞麻籽粉（Flax Seed）或鼠尾草籽（Chia Seed）──每日起床後空腹，及睡前，以純蔓越莓汁十倍稀釋的果汁 250c.c.，加入五到七克的以上三種中任何一種粉調和後，立即飲用；對洋車前籽過敏者可詢問醫生改用亞麻籽或鼠尾草籽。

第一階段每日攝取的飲食規則如下：

一、油脂：每日兩次各一大匙有機麻籽油，亞麻籽油只能涼拌或直接喝，但配合食物較佳，其他油脂少量，或直接從肉、魚中攝取。

二、蛋白質：每天約兩百二十五至兩百五十公克，源自各種肉類、海鮮及乳清蛋白，每星期可補充兩次豆腐。

三、蛋類：每日最多可攝取兩個。

四、蔬果：不限量，吃飽足為止。

五、水果：每日兩份，並可補充冷凍或新鮮的各種莓果。

六、蔓越莓汁加水：每天可攝取八杯，每杯 250c.c.。（若在外則可多補充蔓越莓膠囊。）

七、每日起床及睡前共兩次，以五至七克洋車前子粉或亞麻籽或鼠尾草粉加入 250c.c. 稀釋蔓越莓汁中，立即喝下。

八、每日早餐前空腹喝下一杯兩百五十 c.c. 熱開水加上半顆檸檬汁的飲品。

九、早餐和晚餐攝取總量約四百毫克的亞麻油酸。

十、每日攝取一顆綜合維他命及維他命 B 群。

十一、每午餐、晚餐前攝取減脂補充品。

第二階段：持續減脂瘦身階段——你已完成最具挑戰性的第一階段，你會繼續減輕體重，但較第一階段稍緩慢，除了第一階段的各種食物及營養補充品之外，你可逐漸多加入一些澱粉，如玉米、蕃薯、南瓜、五穀、十穀飯或發芽米飯等，同時，每日八杯的蔓越莓汁可改為純水，但每日還是建議喝足 3000c.c. 的水。

第三階段：平衡飲食苗條階段——恭喜你已克服了許多不良的飲食習慣，體重也逐漸下降而穩定了，你也更能處理瘦身的情緒及各種挑戰，對於發胖的食物你已具有免疫力了。

第三階段你可以加入多種類的碳水化合物，例如雜糧麵包、墨西哥玉米餅或烤馬鈴薯等等；同時，可以加入乳製品，例如牛奶、乳酪等，奶油、酸奶油、美乃滋，以及各種堅果如杏仁、核桃、南瓜籽、腰果、夏威夷豆等，每日可攝取一大匙作為獎勵。

其他的食品及規則與第一、二階段相同。

至於每個階段要執行多久，並沒有一定的法則，端賴你自己瘦身的成績來調整；如果要減的體重在五公斤以下，可能執行到第二階段，甚至第一階段已經成功了，儘管如此，我還是建議你逐漸加入食物，完整經過第三階段，才恢復日常生活。

基於建立身體健康機制及飲食習慣的原則，我簡略地將瘦身管理三階段以2：1：1分配，即第一階段占2，第二、第三階段各占1，並以週為單位，例如：若減重期間訂為十二週，則第一階

段為六週，第二、第三階段各為三週，循序進行。

但它不是定律，你必須視身體狀況而調整，你永遠可以因為體重些微增加或降不下來而重新由第一階段開始——我每每在出國授課或旅行演講，經過一連串應酬之後，從第一階段再出發，很快地，體重就降下來了，證明它對身體代謝有活化的作用，也讓你更容易就序。

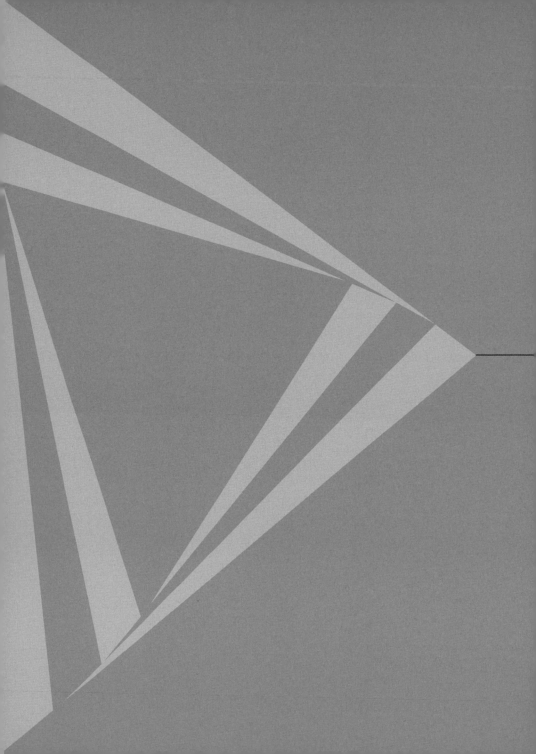

第一階段食譜

　　我以十天的食譜作示範，希望你舉一反三，加入喜歡的食物，它能消水腫、去脂肪。

　　第一階段每天的熱量盡量控制在一千一百到一千兩百大卡之間，以午餐吃飽為主，午餐大約七百到八百大卡之間，早、晚餐各一百五十到兩百大卡，午餐的澱粉以五穀、十穀或發芽米飯為主，晚上不吃澱粉，八點以後不可進食。

食譜食材單位説明
・1 公斤（1Kg）＝ 1000 公克（1000g）
・1 台斤＝ 16 兩＝ 600g；1 兩＝ 37.5g
・1 公升＝ 1000c.c.
・1 杯＝ 240ml ＝ 16 大匙
・1 茶匙（1teaspoon）＝ 5ml
・1 大匙（1tablespoon）＝ 15ml

Day 01

早餐前
1. 250c.c. 稀釋蔓越莓汁加 5-7g 洋車前子殼或鼠尾草籽或亞麻籽粉。
2. 半個檸檬汁加 250c.c. 熱開水空腹喝下。
3. 1 顆琉璃苣油。

早餐
紅薏仁黑白木耳基底
食材
紅薏仁一杯、黑木耳 10 朵（若大的 5 朵即可）、白木耳 10 朵。
作法
1. 將紅薏仁泡水 1 小時。
2. 將黑、白木耳泡水 1 小時。
3. 將 1 及 2 置入鍋中，加 8 杯水置入電鍋。
4. 電鍋外鍋放入 2 杯水煮熟。
以上是紅薏仁黑白木耳奶昔的基底，奶昔係用食物處理機打成濃稠像奶，不一定要加乳品。
今日早餐係紅薏仁黑白木耳番茄檸檬奶昔。

食材
1. 煮熟之紅薏仁黑白木耳連汁 2 杯。
2. 餐前榨完檸檬汁的半個檸檬皮，三片薑。
3. 牛番茄一個切成六瓣烤一下。
4. 亞麻仁籽 5g。
5. 乳清高蛋白粉 2 大匙。
6. 將以上所有材料加入 500c.c. 純水打成濃汁即成。

早餐後
吃一顆綜合維他命或維他命 B 群。或二者都吃。

上午點心
上午 10：30 左右若會肚子餓，則可吃一個小紅蘋果，不餓可以不吃。

午餐
一、番茄芝麻菜綜合沙拉
食材
1. 牛番茄半個、櫻桃番茄六個、黑紫小番茄 4 個（或以其他種類番茄 3 種替代）。
2. 芝麻葉 1 小把。
3. 南瓜籽半大匙。
醬汁
1. 蘋果醋 2 大匙。
2. 亞麻仁籽油 1 大匙。
3. 蜂蜜 1 小匙。
4. 檸檬汁 1 小匙。
5. 梅漿 1 小匙。
作法
1. 將牛番茄切成小塊，所有小番茄切半。
2. 芝麻葉取葉子部分（莖可用來炒菜煮湯）。
3. 醬汁所有佐料混合均勻。
4. 取一個漂亮大盤將所食材擺上（一定要美美的），淋上醬汁，灑上南瓜籽即成。

二、煎鮭魚佐洋蔥
食材
1. 鮭魚片約 200g。
2. 洋蔥 1/4 個。
醃料
1. 海鹽 1/2 小匙。
2. 醬油 1.5 大匙。
3. 味醂 1 大匙。
4. 紅砂糖 1/2 小匙。
作法
1. 將所有醃料混合均勻，置入鮭魚片充分沾上醃料，至少醃 2 小時，若醃一夜更好。
2. 將洋蔥切成細絲。
3. 熱鍋加入 1/2 大匙油，置入鮭魚片兩

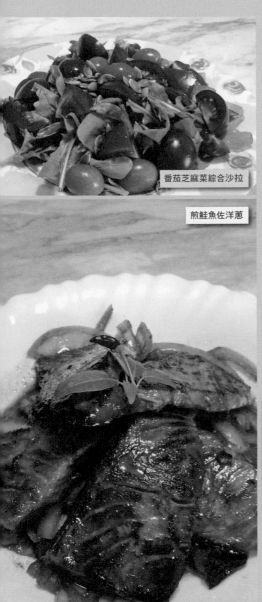

番茄芝麻菜綜合沙拉

煎鮭魚佐洋蔥

面煎成稍焦黃取出。

4. 以 3 之餘油炒熟洋蔥取出。
5. 將醃魚之汁倒入鍋中燒一下。
6. 洋蔥絲裝盤，上加鮭魚片，淋上 5 之醬汁即成。

三、發芽米飯半碗

晚餐

紅薏仁黑白木耳藍莓奶昔

食材

1. 煮熟紅薏仁黑白木耳一杯。
2. 烤過的牛番茄一個。
3. 黑芝麻 10g。
4. 小藍莓一大匙。
5. 乳清高蛋白粉 2 大匙。

作法

將所有食材置入食物處理機，加上 500c.c. 純水，打成奶昔。

睡前補充品

晚上大約 9 點左右攝取補充品。

1. 蔓越莓稀釋汁 250c.c. 加 7g 洋車前子殼混合立即喝下。
2. 琉璃苣油 1 顆。

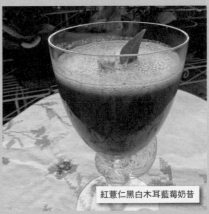

紅薏仁黑白木耳藍莓奶昔

Day 02

早餐前

1. 250c.c. 稀釋蔓越莓汁加 5-7g 洋車前子殼或鼠尾草籽或亞麻籽粉。
2. 半個檸檬汁加 250c.c. 熱開水空腹喝下。
3. 1 顆琉璃苣油。

早餐：

紅薏仁黑白木耳番茄蘋果奶昔。

食材

1. 煮熟之紅薏仁黑白木耳連汁 2 杯。
2. 牛番茄一個切片烤一下。
3. 紅蘋果半個。
4. 亞麻仁籽 5g。
5. 乳清高蛋白粉 2 大匙。

作法

將以上所有材料加入 500c.c. 純水打成汁。

早餐後

吃 1 顆綜合維他命，或維他命 B 群，或二者都吃。

上午點心

上午 10：30 左右若會肚子餓，則可吃一個白煮蛋，不餓則可不吃。

午餐

一、牛小排佐綠花椰菜

食材：

1. 牛小排 200 公克。
2. 綠花椰菜半顆。

作法：

1. 將牛小排切成 4×2 公分，約 0.7 公分厚之片狀。
2. 將平底鍋加入半湯匙油（或不加油），將牛小排一面煎熟，翻面立即熄火，以餘溫煎熟另一面，如此牛小排才會嫩，取出。
3. 將綠花椰菜洗淨切成花朵狀，置入鍋

中，以煎牛排之餘油加上 2 大匙水，蓋鍋悶一下即熟。
4. 花椰菜鋪底，上面擺上漂亮的小牛排即成。

p.s 盡量少油少鹽，小牛排可沾一點點海鹽吃，原味也很棒。花椰菜若可不加鹽，直接吃蔬菜鮮味更佳。

二、鮭魚飯糰一個（現成市售）

三、烤番薯一個

下午茶

下午 4：00 ～ 5：30 之間，若肚子餓，可吃奇異果一個連皮，若不餓則可不吃。

晚餐

紅薏仁黑白木耳紅莓奶昔

食材：

1. 煮熟的紅薏仁黑白木耳 1 杯。
2. 烤過的牛番茄一個。
3. 小紅莓半杯。
4. 黑芝麻 10g。
5. 乳清高蛋白粉 2 大匙。

作法：將所有食材置入食物處理機，加上 500c.c. 純水，打成奶昔。

睡前補充品

晚上大約 9 點左右攝取補充品。

1. 蔓越莓稀釋汁 250c.c. 加 7g 洋車前子殼混合立即喝下。
2. 琉璃苣油 1 顆。

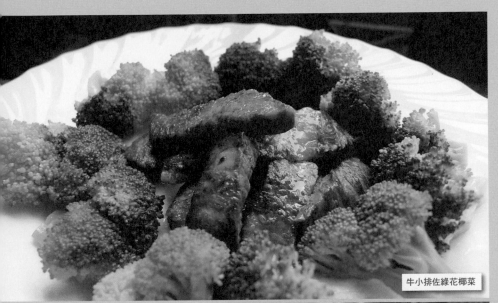

牛小排佐綠花椰菜

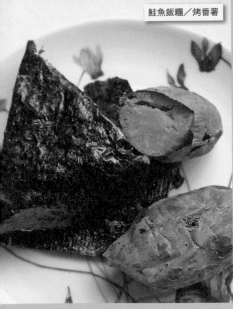

鮭魚飯糰／烤番薯

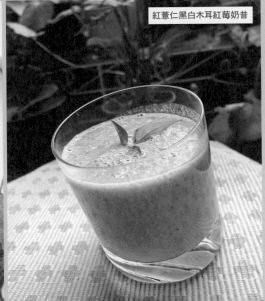

紅薏仁黑白木耳紅莓奶昔

205

Day 03

早餐前

1. 250c.c. 稀釋蔓越莓汁加 5-7g 洋車前子殼或鼠尾草籽或亞麻籽粉。
2. 半個檸檬汁加 250c.c. 熱開水空腹喝下。
3. 1 顆琉璃苣油。

早餐

紅薏仁黑白木耳奇異果奶昔

食材

1. 煮熟之紅薏仁黑白木耳 2 杯。
2. 烤過的櫻桃番茄 10 個。
3. 奇異果連皮 1 個。
4. 亞麻仁籽 5g。
5. 乳清高蛋白粉 2 大匙。

作法

將以上所有材料加入 500c.c. 純水打成汁。

早餐後

吃 1 顆綜合維他命，或維他命 B 群，或二者都吃。

上午點心

上午 10：30 左右若會肚子餓可吃一根香蕉，不餓則不吃。

午餐

一、番茄海帶芽海藻沙拉

食材

1. 黃色小番茄 6 個，深紫色小番茄 6 個。
2. 海帶嫩芽 1 大匙。
3. 紅雞冠海藻 1 大匙。
4. 檸檬半顆。

醬汁

1. 烏醋 1 大匙。
2. 檸檬汁 2 大匙。
3. 蜂蜜 2 小匙。
4. 味醂 2 小匙。

作法

1. 將黃色小番茄對切，紫色小番茄切成 4 半。
2. 海帶嫩芽及紅雞冠海藻以冷開水泡 3 分鐘，取出擠去水分（不可泡太久，以免太爛）。
3. 將所有醬汁材料調勻。
4. 將海藻、海帶芽裝盤舖底，上加小番茄，刮上半個檸檬皮絲。

二、芝麻豬肉片佐雞汁菠菜

食材

1. 豬裡脊肉切片，約 200g。
2. 雞高湯半碗。
3. 菠菜一小把。
4. 白芝麻 2 小匙。

醃料

1. 醬油 1 大匙。
2. 烏醋 1 大匙。
3. 砂糖（紅、白皆可）1 小匙。
4. 蜂蜜 1 小匙。
5. 海鹽 1/4 小匙。

作法

1. 將所有醃料調勻，置入豬肉片充分拌勻，醃至少 2 小時，隔夜更入味。
2. 將平底鍋放入 2 小匙油燒熱，置入豬肉片，兩面煎熟成稍焦黃狀，立即取出。
3. 將菠菜切段置入鍋中，加入半碗雞高湯，蓋鍋約 1 分鐘即熄火，燜 2 分鐘。
4. 將醃肉之汁加熱燒滾即熄火。
5. 裝盤，菠菜為底，上舖肉片，淋上醬汁，灑上白芝麻即成。

三、發芽米飯半碗

p.s. 菠菜只以雞高湯調味，不加其他任何佐料。

下午茶

下午 4：00 ～ 5：30 之間，若肚子餓，可吃半個芭樂，若不餓則不吃。

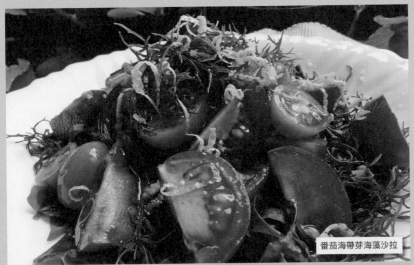

番茄海帶芽海藻沙拉

晚餐
紅薏仁黑白木耳覆盆子奶昔
食材
1. 煮熟的紅薏仁黑白木耳 1 杯。
2. 烤過的番茄 1 個。
3. 覆盆子半杯。
4. 乳清高蛋白粉 2 大匙。
5. 亞麻籽 5-7g。
作法
將所有食材置入食物處理機，加上
500c.c. 純水，打成奶昔。

睡前補充品
晚上大約 9 點左右攝取補充品。
1. 蔓越莓稀釋汁 250c.c. 加 7g 洋車前
   子殼混合立即喝下。
2. 琉璃苣油 1 顆。

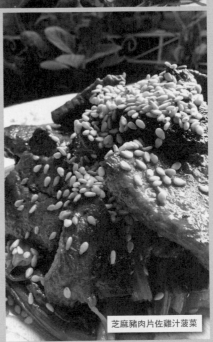

芝麻豬肉片佐雞汁菠菜

207

Day 04

早餐前
1. 250c.c. 稀釋蔓越莓汁加 5-7g 洋車前子殼或鼠尾草籽或亞麻籽粉。
2. 半個檸檬汁加 250c.c. 熱開水空腹喝下。
3. 1 顆琉璃苣油。

早餐
紅薏仁黑白木耳鳳梨奶昔
食材
1. 煮熟之紅薏仁黑白木耳 2 杯。
2. 烤過的牛番茄 1 個。
3. 鳳梨 1/8 個切片。
4. 乳清高蛋白粉 2 大匙。
5. 亞麻仁籽 5g。
作法
將以上所有材料加入 500c.c. 純水打成汁。

早餐後
吃 1 顆綜合維他命，或維他命 B 群，或二者都吃。

上午點心
上午 10：30 左右若會肚子餓可吃 1 顆茶葉蛋，不餓則不吃。

午餐
一、鵝肉雞肉盤
食材
市售現成的滷水或煙薰雞肉、鵝肉約 220g，連皮。
作法
將雞肉、鵝肉片直接鋪盤，旁附細薑絲，捨去附贈的佐料。
p.s. 吃肉時要連皮吃，並加上薑絲，不只營養豐富均衡，且含良性油脂，較為飽足，蛋白質加上油脂可讓你滿足又不餓肚子。

二、雞汁白蘿蔔湯
食材
1. 雞高湯 3 碗。
2. 白蘿蔔半條。
3. 金針菇 1/4 包。
4. 香菜 1 大匙。

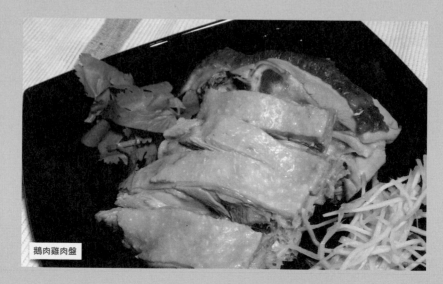

鵝肉雞肉盤

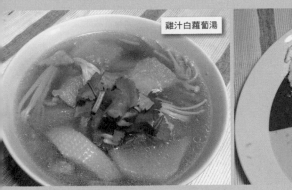

雞汁白蘿蔔湯

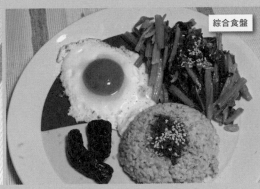

綜合食盤

作法

1. 以雞高湯加入切大塊的白蘿蔔在電鍋中煮熟。

2. 加入金針菇再燜 5 分鐘。

3. 以中碗盛出,上灑香菜即成。

p.s. 減重之過程盡量少吃鹽,這份食譜之雞湯配上蘿蔔之甜,香味十足,完全不必再加其他調味料。

三、綜合食盤

食材

1. 紅仁雞蛋 1 個。

2. 菠菜一小把。

3. 醃條瓜 2 條。

4. 白芝麻 1 茶匙、海苔粉 1 茶匙。

5. 發芽米飯半碗。

作法

1. 取一小碗,底下置入海苔粉及白芝麻少許,再裝入米飯稍壓緊,反扣在大盤上。

2. 雞蛋以 1 小匙油煎一面,取出置盤上。

3. 將菠菜切段入鍋炒一下,加上 2 大匙雞高湯取出,灑上白芝麻。

4. 將漂亮的擺盤邊飾以 2 條條瓜佐餐。

p.s. 擺盤要兼顧美感與色彩,必須色、香、味俱全,吃起來才開心滿足,也才

能持久瘦身。

下午茶

下午 4:30 左右,若肚子餓可吃 1/4 個木瓜,若不餓則不吃。

晚餐

紅薏仁黑白木耳芭樂奶昔

食材

1. 煮熟的紅薏仁黑白木耳 1 杯。

2. 烤過的紅番茄 1 個。

3. 芭樂 1/4 個。

4. 乳清高蛋白粉 2 大匙。

5. 亞麻籽 5-7g。

作法

將所有食材置入食物處理機,加上500c.c. 純水,打成奶昔。

睡前補充品

晚上大約 9 點左右攝取補充品。

1. 蔓越莓稀釋汁 250c.c. 加 7g 洋車前子殼混合立即喝下。

2. 琉璃苣油 1 顆。

Day 05

早餐前

1. 250c.c. 稀釋蔓越莓汁加 5-7g 洋車前子殼或鼠尾草籽或亞麻籽粉。
2. 半個檸檬汁加 250c.c. 熱開水空腹喝下。
3. 1 顆琉璃苣油。

早餐

紅薏仁黑白木耳黑醋栗奶昔

食材

1. 煮熟之紅薏仁黑白木耳 2 杯。
2. 烤過的紅番茄一個,生薑 2 片。
3. 黑醋栗半杯。
4. 乳清高蛋白粉 2 大匙。
5. 亞麻仁籽 5g。

作法

將以上所有材料加入 500c.c. 純水打成汁。

早餐後

吃 1 顆綜合維他命,或維他命 B 群,或二者都吃。

上午點心

上午 10:30 左右若會肚子餓可吃一個青蘋果,不餓則不吃。

午餐

一、番茄香料炒蛋佐海帶芽白蘿蔔

食材

1. 2 個雞蛋。
2. 櫻桃番茄 8 個。
3. 海帶芽 1/2 大匙。
4. 醃白蘿蔔片 2 大匙。
5. 南瓜籽 1 大匙。
6. 白芝麻一小匙。
7. 乾巴西里 1 小匙。

作法

1. 將一個蛋打散加入 1/2 茶匙鹽,小茶匙黑胡椒粉打散。
2. 將櫻桃番茄切半。
3. 將平底鍋加入一大匙油加熱,置入番茄片稍炒一下,加入作法 1 的蛋汁稍拌一下,隨即起鍋,灑上巴西里及一點南瓜籽。

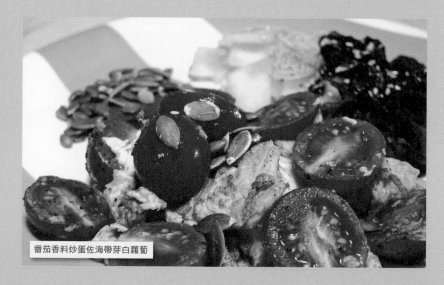

番茄香料炒蛋佐海帶芽白蘿蔔

4. 海帶芽以冷水泡3分鐘，取出擠去水分，拌上一湯匙亞麻籽油及少許白芝麻。
5. 白蘿蔔以2茶匙鹽醃10分鐘，以冷開水沖去鹽分瀝乾，滴上1茶匙麻油及半茶匙白芝麻。
6. 將所有成品擺上大盤中，飾以南瓜籽即成。

二、蝦米高麗菜芽

食材
1. 高麗菜嫩芽4顆。
2. 蝦米1大匙。

作法
1. 將蝦米泡冷開水約5分鐘，取出瀝乾。
2. 鍋中加入2小匙油，加入蝦米略炒香。
3. 高麗菜嫩芽切小段加入鍋中，再加入2大匙水，蓋鍋燜一下。
4. 取出擺盤，上淋一大匙亞麻籽油。

下午茶
下午4：30左右，若肚子餓可吃1個李子，若不餓則不吃。

晚餐
紅薏仁黑白木耳水梨奶昔

食材
1. 煮熟的紅薏仁黑白木耳1杯。
2. 烤過的紅番茄一個。
3. 水梨連皮半個。
4. 乳清蛋白粉2大匙。
5. 亞麻籽5-7g。

作法
將所有食材置入食物處理機，加上500c.c.純水，打成奶昔。

睡前補充品
晚上大約9點左右攝取補充品。
1. 蔓越莓稀釋汁250c.c.加7g洋車前子殼混合立即喝下。
2. 琉璃苣油1顆。

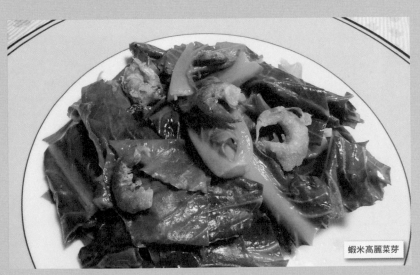

蝦米高麗菜芽

Day 06

早餐前
1. 250c.c. 稀釋蔓越莓汁加 5-7g 洋車前子殼或鼠尾草籽或亞麻籽粉。
2. 半個檸檬汁加 250c.c. 熱開水空腹喝下。
3. 1 顆琉璃苣油。

早餐
紅薏仁黑白木耳李子奶昔
食材
1. 煮熟之紅薏仁黑白木耳 2 杯。
2. 烤過的牛番茄 1 個,生薑 2 片。
3. 紅肉西洋李子 1 個。
4. 乳清高蛋白粉 2 大匙。
5. 亞麻仁籽 5g。
作法
將以上所有材料加入 500c.c. 純水打成汁。

早餐後
吃 1 顆綜合維他命,或維他命 B 群,或二者都吃。

上午點心
上午 10:30 左右若會肚子餓可吃一小個紅蘋果,不餓則不吃。

午餐
一、奶油牛小排丁佐綠花椰菜
食材
1. 不帶骨牛小排 200g。
2. 綠花椰菜半顆。
3. 雞高湯 1/2 杯。
4. 奶油 1 大匙、橄欖油 1 小匙。
醃料
醬油 1 大匙、味醂 1/2 大匙、黑醋 1/2 大匙。
作法
1. 將牛小排切成約 2 公分長 ×1 公分寬 ×1 公分厚之大丁塊。

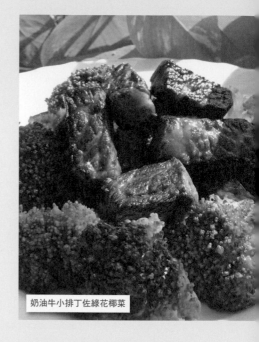
奶油牛小排丁佐綠花椰菜

2. 將牛排大丁塊加入所有醃料醃約 20 分鐘。
3. 將奶油加橄欖油一起入平底鍋熱鍋,倒入牛排丁塊煎成略焦黃立即起鍋。
4. 將綠花椰菜入鍋拌炒一下,加入雞高湯及醃肉醬汁滾後即起鍋裝盤,上加牛排丁即成。

p.s. 醃料已帶鹹味,雞高湯極鮮香,青花菜十分可口,不必再加鹽了。

二、水雲褐藻芝麻沙拉
食材
1. 水雲褐藻約 2/3 杯。
2. 白芝麻 1 大匙。
3. 南瓜籽 1 大匙。
佐料
1. 烏醋 1 大匙。
2. 檸檬汁 1 大匙。
3. 蜂蜜 1 小匙。

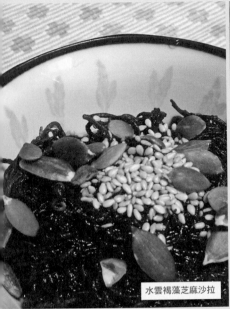
水雲褐藻芝麻沙拉

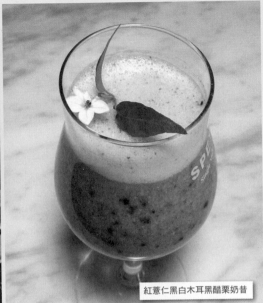
紅薏仁黑白木耳黑醋栗奶昔

4. 味醂 1 小匙。

作法
1. 以水雲褐藻略泡開水兩次，洗去鹽分
   稍瀝乾，裝入小碗中。
2. 將所有佐料調勻淋上 1 之中拌一下。
3. 灑上白芝麻及南瓜籽即成。

下午茶
下午 4：30 左右，若肚子餓可吃一個水
煮蛋或茶葉蛋，若不餓則不吃。

晚餐
紅薏仁黑白木耳黑醋栗奶昔
食材
1. 煮熟的紅薏仁黑白木耳 1 杯。
2. 烤過的紅番茄 1 個。
3. 黑醋栗半杯。
4. 乳清高蛋白粉 2 大匙。

5. 亞麻籽 5-7g。

作法
將所有食材置入食物處理機，加上
500c.c. 純水，打成奶昔。

睡前補充品
晚上大約 9 點左右攝取補充品。
1. 蔓越莓稀釋汁 250c.c. 加 7g 洋車前
   子殼混合立即喝下。
2. 琉璃苣油 1 顆。

Day 07

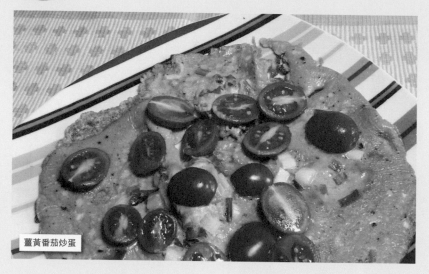

薑黃番茄炒蛋

早餐前
1. 250c.c. 稀釋蔓越莓汁加 5-7g 洋車前子殼或鼠尾草籽或亞麻籽粉。
2. 半個檸檬汁加 250c.c. 熱開水空腹喝下。
3. 1 顆琉璃苣油。

早餐
紅薏仁黑白木耳葡萄奶昔
食材
1. 煮熟之紅薏仁黑白木耳 2 杯。
2. 烤過的牛番茄 1 個,生薑 2 片。
3. 紫葡萄 6 顆(連皮、籽)。
4. 乳清高蛋白粉 2 大匙。
5. 亞麻仁籽 5g。
作法
將以上所有材料加入 500c.c. 純水打成汁。

早餐後
吃 1 顆綜合維他命,或維他命 B 群,或二者都吃。

上午點心
上午 10:30 左右若會肚子餓可吃半個火龍果,不餓則不吃。

午餐
一、薑黃番茄炒蛋
食材
1. 土雞蛋 2 個。
2. 櫻桃番茄 8 個。
3. 青蔥 2 支。
佐料
1. 薑黃 1 大匙。
2. 黑胡椒粉 1 小匙。
3. 海鹽 1 小匙。
4. 亞麻籽油 1 大匙。
作法
1. 將土雞蛋打散略發,加入薑黃粉拌勻。
2. 熱鍋,加入 1 大匙油燒熱,倒入蛋汁搖開成圓形。
3. 上面加上切半的櫻桃番茄、灑上蔥花、黑胡椒粉。

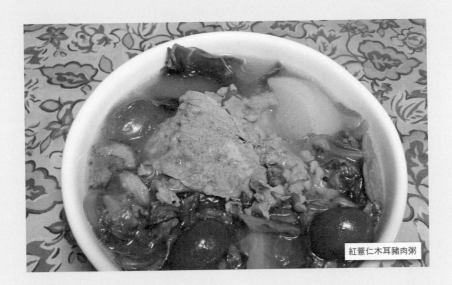
紅薏仁木耳豬肉粥

4. 待蛋汁凝固，不必翻面，即可盛盤，
   淋上亞麻籽油 1 大匙。

二、紅薏仁木耳豬肉粥

食材
1. 煮熟的紅薏仁黑白木耳 1 杯。
2. 小紅番茄 4 顆。
3. 火鍋豬肉片 150g。
4. 茼蒿菜 4 顆。

佐料
1. 白胡椒粉 1 小匙。
2. 麻油 1 小匙。
3. 海鹽 1 小匙（或不使用）。
4. 亞麻籽油 1 大小匙。

作法
1. 將紅薏仁黑白木耳加上 500c.c. 水煮
   開。
2. 加入小紅番茄、豬肉片、茼蒿菜煮
   熟。
3. 灑上白胡椒粉。
4. 淋上麻油，最後將亞麻籽油淋到肉片
   上。

下午茶

下午 4：30 左右，若肚子餓可吃半個芭
樂，若不餓則不吃。

晚餐

紅薏仁黑白木耳櫻桃奶昔

食材
1. 煮熟的紅薏仁黑白木耳 1 杯。
2. 烤過的紅番茄 1 個。
3. 冷凍櫻桃半杯。
4. 乳清高蛋白粉 2 大匙。
5. 亞麻籽 5-7g。

作法
將所有食材置入食物處理機，加上
500c.c. 純水，打成奶昔。

睡前補充品

1. 蔓越莓稀釋汁 250c.c. 加 7g 洋車前
   子殼混合立即喝下。
2. 琉璃苣油 1 顆。

Day 08

早餐前

1. 250c.c. 稀釋蔓越莓汁加 5-7g 洋車前子殼或鼠尾草籽或亞麻籽粉。
2. 半個檸檬汁加 250c.c. 熱開水空腹喝下。
3. 1 顆琉璃苣油。

早餐
紅薏仁黑白木耳百香果奶昔
食材
1. 煮熟之紅薏仁黑白木耳 2 杯。
2. 烤過的牛番茄 1 個，生薑 2 片。
3. 百香果 2 個。
4. 乳清高蛋白粉 2 大匙。
5. 亞麻仁籽 5g。
作法
將以上所有材料加入 500c.c. 純水打成汁。

早餐後
吃 1 顆綜合維他命，或維他命 B 群，或二者都吃。

上午點心
上午 10：30 左右若肚子餓可吃 1 個奇異果（連皮），不餓則不吃。

午餐
一、豆腐蒸鱸魚
食材
1. 中等鱸魚 1 尾。
2. 板豆腐半塊。
3. 薑片 10 片、青蔥 2 支。
4. 豆豉 1 大匙、乾辣椒 2 根。
5. 羅勒少許。
佐料
1. 醬油 2 大匙。
2. 橄欖油 1 大匙。
3. 海鹽 1 小匙。
4. 烏醋 1 小匙、麻油 1 小匙。
作法
1. 將鱸魚兩面各斜切 4 刀，在魚肉隙縫塞上薑片。剩下薑片及蔥置入魚腹。
2. 除麻油外，將所有佐料調勻淋在魚上，兩面各浸泡約 5 分鐘，靜置一下。

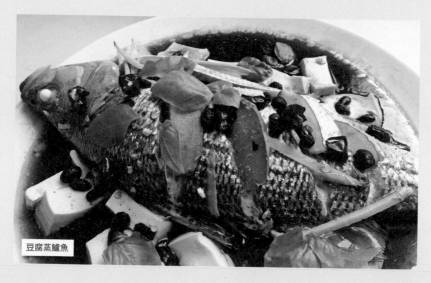

豆腐蒸鱸魚

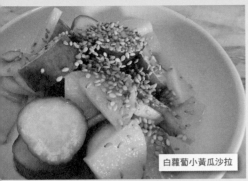
白蘿蔔小黃瓜沙拉

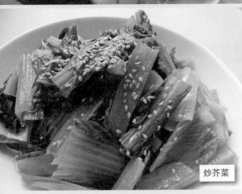
炒芥菜

3. 豆腐切小塊放在魚身旁。
4. 灑上豆豉及辣椒末。
5. 將蒸鍋大火水燒開後，置入魚，蒸鍋蒸約 10 分鐘即熄火，蓋鍋再悶 3 分鐘即可起鍋。
6. 淋上麻油，灑上羅勒葉即成。

二、白蘿蔔小黃瓜沙拉
食材
1. 白蘿蔔 1/6 條。
2. 小黃瓜 1 條。
3. 白芝麻 1 小匙。
佐料
1. 海鹽 1 小匙。
2. 糖 1 小匙。
3. 麻油 1 小匙。
4. 亞麻籽油 1 大匙。
作法
1. 將白蘿蔔切圓片再一分為四，成為厚約 0.3 公分的片狀。
2. 小黃瓜切好約 0.5 公分厚的圓片。

3. 將 1 及 2 加上海鹽充分混合，靜置 10 分鐘，放入冰箱冰一下。
4. 將鹽水倒掉，取出小黃瓜及白蘿蔔片。
5. 加入亞麻籽油、麻油、糖拌勻。
6. 灑上白芝麻即成。

三、炒芥菜
食材
1. 芥菜 4 大葉。
5. 白芝麻 1 小匙。
3. 雞高湯半杯。
作法
1. 將芥菜切段置入鍋中加熱。
2. 隨即加入雞高湯拌炒至熟。
3. 取出芥菜裝盤，灑上白芝麻即成。
p.s. 芥菜味道較重，加上雞高湯極為美味，盡量口味清淡些，不要加鹽。

下午茶
下午 4：30 左右，若肚子餓可吃一個白煮蛋或茶葉蛋，若不餓則不吃。

晚餐
紅薏仁黑白木耳香蕉奶昔
食材
1. 煮熟的紅薏仁黑白木耳 1 杯。
2. 烤過的紅番茄 1 個。
3. 小香蕉 1 根（若大香蕉則半根）。
4. 乳清高蛋白粉 2 大匙。
5. 亞麻籽 5-7g。
作法
將所有食材置入食物處理機，加上 500c.c. 純水，打成奶昔。

睡前補充品
1. 蔓越莓稀釋汁 250c.c. 加 7g 洋車前子殼混合立即喝下。
2. 琉璃苣油 1 顆。

Day 09

早餐前
1. 250c.c. 稀釋蔓越莓汁加 5-7g 洋車前子殼或鼠尾草籽或亞麻籽粉。
2. 半個檸檬汁加 250c.c. 熱開水空腹喝下。
3. 1 顆琉璃苣油。

早餐
紅薏仁黑白木耳葡萄柚奶昔
食材
1. 煮熟之紅薏仁黑白木耳 2 杯。
2. 烤過的牛番茄 1 個，生薑 2 片。
3. 葡萄柚半個。
4. 乳清高蛋白粉 2 大匙。
5. 亞麻仁籽 5g。
作法
將以上所有材料加入 500c.c. 純水打成汁。

早餐後
吃 1 顆綜合維他命，或維他命 B 群，或二者都吃。

上午點心
上午 10：30 左右若肚子餓可吃一個柳丁，不餓則不吃。

午餐
一、紅燒鯛魚下巴佐紅紫蘇
食材
1. 鯛魚下巴 3 個。
2. 白芝麻 1 茶匙。
3 紅紫蘇葉 6 片。
佐料
1. 醬油 3 大匙。
2. 烏醋 1 大匙。
3. 糖 2 小匙。
作法
1. 將佐料混合均勻，置入鯛魚下巴醃 20 分鐘。
2. 起鍋加入 1 大匙油，將魚下巴煎熟成為焦糖色。
3. 醃魚的醬汁倒入鍋中燒稍乾，取出裝盤。
4. 灑上白芝麻，旁飾紫蘇葉，淋上鍋中

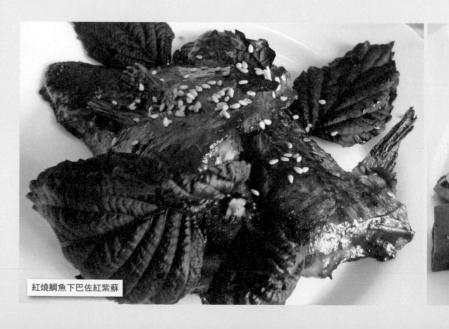

紅燒鯛魚下巴佐紅紫蘇

剩餘之熱醬汁即成。

二、枸杞百合炒雞丁

食材

1. 雞胸肉半個。
2. 紅蘿蔔半條。
3. 乾百合 1.5 大匙。
4. 枸杞一大匙。

作法

1. 將乾百合洗淨泡水約 10 分鐘取出。
2. 枸杞泡水約 5 分鐘取出。
3. 紅蘿蔔切小丁塊。
4. 雞胸肉切丁，以 1 湯匙醬油加 1 小匙糖，1 小匙油醃一下約 10 分鐘。
5. 起鍋加入 1 湯匙油燒熱，置入雞胸拌炒至雞肉變白取出。
6. 入紅蘿蔔加 1 大匙水炒熟，加入枸杞、百合炒勻。
7. 最後加入半小匙海鹽，拌入雞肉，淋上一點麻油即成。
8. 以羅勒裝飾於上。

三、十穀米飯 2/3 碗

下午茶

下午 4：30 左右，若肚子餓可吃一個小香蕉，若不餓則不吃。

晚餐

紅薏仁黑白木耳洋梨奶昔

食材

1. 煮熟的紅薏仁黑白木耳 1 杯。
2. 烤過的紅番茄 1 個。
3. 紅皮洋梨半個（連皮及籽）。
4. 乳清高蛋白粉 2 大匙。
5. 亞麻籽 5-7g。

作法

將所有食材置入食物處理機，加上 500c.c. 純水，打成奶昔。

睡前補充品

1. 蔓越莓稀釋汁 250c.c. 加 7g 洋車前子殼混合立即喝下。
2. 琉璃苣油 1 顆。

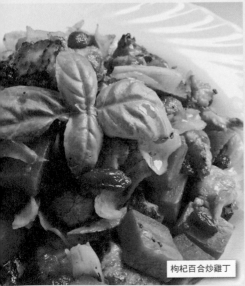

枸杞百合炒雞丁

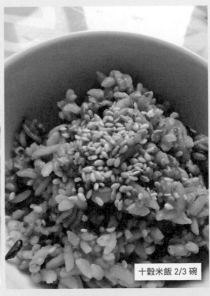

十穀米飯 2/3 碗

Day 10

早餐前
1. 250c.c. 稀釋蔓越莓汁加 5-7g 洋車前子殼或鼠尾草籽或亞麻籽粉。
2. 半個檸檬汁加 250c.c. 熱開水空腹喝下。
3. 1 顆琉璃苣油。

早餐
紅薏仁黑白木耳覆盆子奶昔
食材
1. 煮熟之紅薏仁黑白木耳 2 杯。
2. 烤過的牛番茄 1 個，生薑 2 片。
3. 覆盆子半杯。
4. 乳清高蛋白粉 2 大匙。
5. 亞麻仁籽 5g。
作法
將以上所有材料加入 500c.c. 純水打成奶昔。

早餐後
吃 1 顆綜合維他命，或維他命 B 群，或二者都吃。

上午點心
上午 10：30 左右若肚子餓可吃半個芭樂，不餓則不吃。

午餐
一、干貝炒舞菇
食材
1. 干貝 6 顆。
2. 舞菇 1 包。
3. 綠紫蘇葉 1 片。
4. 乾巴西里 1 小匙。
作法
1. 起鍋加入 1 大匙油將干貝煎至兩面稍焦黃立即取出。

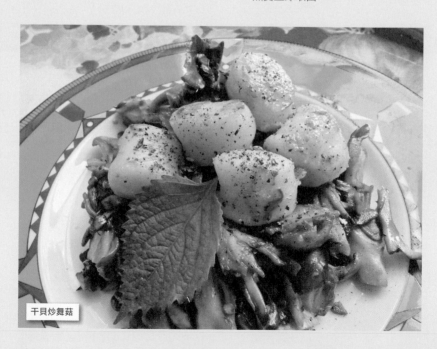

干貝炒舞菇

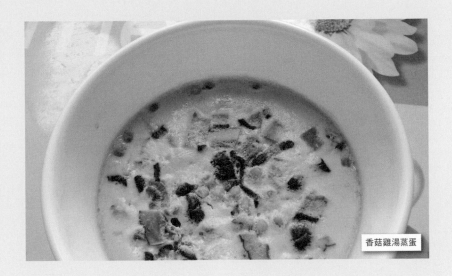
香菇雞湯蒸蛋

2. 入舞菇炒熟，加入 1 小匙海鹽、1 小
   匙烏醋，取出裝盤。
3. 上面鋪上干貝。
4. 灑上乾巴西里，飾以紫蘇葉即成。

二、香菇雞湯蒸蛋

食材

1. 土雞蛋 2 個。
2. 紅蘿蔔丁 1 小匙、青豆 1 小匙、玉米
   1 小匙。
3. 乾香菇 2 朵。
4. 干貝 2 個。
5. 雞高湯 1 杯。

作法

1. 將乾香菇泡軟切丁。
2. 干貝切小丁。
3. 將雞蛋打散拌勻，以細網過濾。
4. 將 3 加入紅蘿蔔丁、青豆、玉米、乾
   香菇及干貝丁拌勻。
5. 倒入雞高湯，加上 1 小匙鹽。
6. 入鍋蒸熟即成。

三、十穀米飯 2/3 碗

下午茶

下午 4：30 左右，若肚子餓可吃一個小
蘋果，若不餓則不吃。

晚餐

紅薏仁黑白木耳芝麻奶昔

食材

1. 煮熟的紅薏仁黑白木耳 1 杯。
2. 烤過的紅番茄 1 個。
3. 熟黑芝麻 2 大匙。
4. 乳清高蛋白粉 2 大匙。
5. 亞麻籽 5-7g。

作法

將所有食材置入食物處理機，加上
500c.c. 純水，打成奶昔。

睡前補充品

1. 蔓越莓稀釋汁 250c.c. 加 7g 洋車前
   子殼混合立即喝下。
2. 琉璃苣油 1 顆。

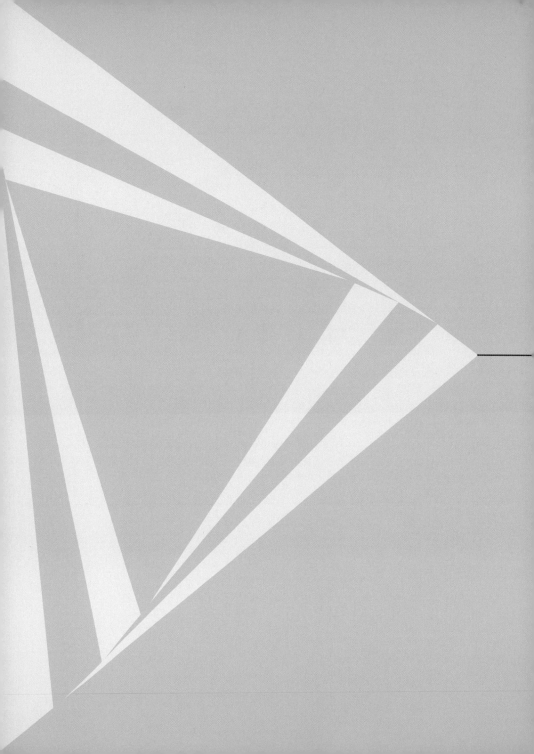

第二階段食譜

這個階段你可以加入一些豆類及每日多一點的澱粉或碳水化合物,所以早餐除了第一階段紅薏仁黑白木耳的基底之外,可以變化加入黑白豆漿及濃蔬果汁替換,以下是黑白豆漿的基底製作法(約可用一週):

食材:

1. 黑豆、黃豆各 1.5 杯。

2. 海鹽 1 小匙。

作法:

1. 將黑豆、黃豆以純水浸泡超過 2 小時取出瀝乾。

2. 將 1 之食材加入 3 杯純水、1 小匙海鹽入電鍋,外鍋加上 1.5 杯水煮、放涼。

3. 將煮熟之豆子約分成 6-7 份,分別裝入小拉鍊袋中,置入冷凍庫。

4. 每次取用一包,直接置入果汁機中加上熱開水即可打出香純豆漿。

Day 01

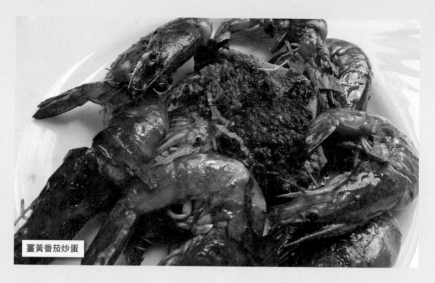

薑黃番茄炒蛋

早餐前
1. 250c.c. 稀釋蔓越莓汁加 5-7g 洋車前子殼或鼠尾草籽或亞麻籽粉。
2. 半個檸檬汁加 250c.c. 熱開水空腹喝下。
3. 1 顆琉璃苣油。

早餐
黑白豆漿黑芝麻奶昔
食材
1. 煮熟黑、黃豆 1 杯。
2. 煮熟黑、白木耳 1 杯。
3. 黑芝麻或黑芝麻粉 10g。
4. 薑片 3 片。
5. 亞麻籽粉 5g。
6. 蜂蜜或黑糖 5-7g。（不嗜甜者可不加）
作法
將以上所有食材加入 500c.c. 純水入食物處理機打成奶昔。

早餐後
吃 1 顆綜合維他命，或維他命 B 群，或二者都吃。

上午點心
上午 10：30 左右若肚子餓可吃一個蘋果，不餓則不吃。

午餐
一、鯛魚鮮蝦綠紫蘇
食材
1. 鯛魚片 1 片（約 150g）。
2. 中蝦 6 尾。
3. 綠紫蘇 3 ～ 4 葉。
作法
1. 鯛魚片以 1 小匙海鹽、1 大匙醬油、1 小匙糖醃 15 分鐘。
2. 起鍋加入 1 大匙油燒熱，置入鯛魚片兩面煎黃，推至鍋邊。
3. 加入中蝦續煎兩面至紅熟立即取出蝦。
4. 將醃魚之醬汁澆在魚片上起鍋。

5. 鯛魚片裝盤，旁飾蝦子。
6. 將紫蘇葉切細絲灑下，另灑上 1 小匙
   黑胡椒粉。

二、蝦米彩紅蔬
食材
1. 紅蘿蔔半條。
2. 洋蔥 1/4 個。
3. 毛豆 2 大匙。
4. 蝦米 1 大匙。
作法
1. 將蝦米泡水約 10 分鐘。
2. 洋蔥切絲、紅蘿蔔切長條粗絲、毛豆
   燙熟（或採冷凍熟毛豆）。
3. 起鍋加入 1 大匙油燒熱，加入蝦米炒
   香。
4. 續加入洋蔥炒軟。
5. 再加入紅蘿蔔絲拌炒，續入毛豆，加
   入泡蝦米水，煮一下。
6. 加入 1/2 茶匙鹽，1 茶匙白胡椒粉即成。

三、十穀米飯 2/3 碗

下午茶
下午 4：30 左右，若肚子餓可吃白煮蛋
或茶葉蛋，若不餓則不吃。

晚餐
黑白木耳番茄櫻桃果露
食材
1. 煮熟黑白木耳 1 杯。
2. 烤過的紅番茄 1 個。
3. 櫻桃去籽 6 個。
4. 乳清高蛋白粉 2 大匙。
5. 蜂蜜或黑糖 5-7g（不嗜甜者可不
   加）。
作法
將所有食材置入食物處理機，加上
500c.c. 純水，打成果露。

睡前補充品
1. 蔓越莓稀釋汁 250c.c. 加 7g 洋車前
   子殼混合立即喝下。
2. 琉璃苣油 1 顆。

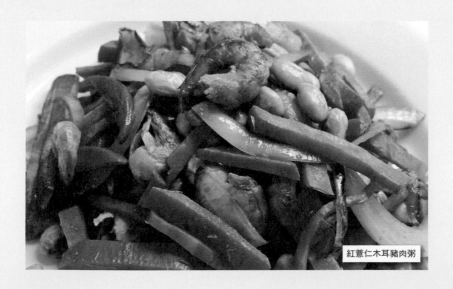

紅薏仁木耳豬肉粥

Day 02

早餐前
1. 250c.c. 稀釋蔓越莓汁加 5-7g 洋車前子殼或鼠尾草籽或亞麻籽粉。
2. 半個檸檬汁加 250c.c. 熱開水空腹喝下。
3. 1 顆琉璃苣油。

早餐
黑白豆漿奇異果奶昔
食材
1. 煮熟黑、黃豆 1 杯。
2. 煮熟黑、白木耳 1 杯。
3. 奇異果（連皮）1 個。
4. 薑片 3 片。
5. 亞麻籽粉 5g。
6. 蜂蜜或黑糖 5-7g。（不嗜甜者可不加）
作法
將以上所有食材加入 500c.c. 純水入食物處理機打成奶昔。

早餐後
吃 1 顆綜合維他命，或維他命 B 群，或二者都吃。

上午點心
上午 10：30 左右若肚子餓可吃一個油桃，不餓則不吃。

午餐
一、黑木耳番茄杏仁沙拉
食材
1. 黑木耳 1 杯。
2. 櫻桃小番茄 8 粒。
3. 杏仁片 2 大匙。
佐料
1. 蘋果醋 2 大匙。
2. 蜂蜜 2 小匙。
3. 亞麻籽油 1 大匙。
4. 麻油 1 小匙。

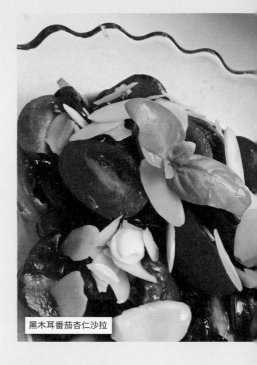

黑木耳番茄杏仁沙拉

5. 檸檬汁 1 小匙。
作法
1. 將黑木耳汆燙一下，撕成小片。
2. 將櫻桃小番茄切半。
3. 將以上食材裝盤，淋上混合之醬汁，灑上杏仁片即成。

二、烤白芝麻秋刀魚
食材
1 秋刀魚 1 條。
2. 白芝麻 1 大匙。
3. 檸檬半個。
醃料
1. 醬油 3 大匙。
2. 糖 1 大匙。
3. 鹽 2 小匙。
作法

1. 將秋刀魚置入醃料汁中至少醃 30 分鐘。
2. 將薑片放入魚腹中。
3. 烤箱 200℃ 預熱 10 分鐘。
4. 將秋刀魚取出，兩面刷上一層橄欖油，灑上一大匙白芝麻，稍微按壓一下。
5. 將秋刀魚置入烤箱，以 200℃ 烤約 25

分鐘，中間可再刷一次醬汁。
6. 220℃ 再烤 2-3 分鐘。
7. 取出擺盤，再灑上剩下的白芝麻，旁以檸檬切半裝飾。
8. 可沾胡椒鹽吃。

三、豬肉高麗水餃

食材
1. 市集高麗菜水餃 8 個。
2. 紫蘇葉 2 片。
3. 亞麻籽油 1 大匙。
4. 香油 1 小匙。

作法
將水餃煮熟，上飾紫蘇葉，淋上亞麻籽油，滴上香油即成。

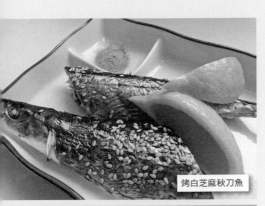

烤白芝麻秋刀魚

下午茶
下午 4：30 左右，若肚子餓可吃一個荷包蛋，若不餓則不吃。

晚餐
黑白木耳番茄覆盆子果露

食材
1. 煮熟黑白木耳 1 杯。
2. 烤過的小番茄 6 個。
3. 冷凍覆盆子半杯。
4. 乳清高蛋白粉 2 大匙。
5. 蜂蜜或黑糖 5-7g（不嗜甜者可不加）。

作法
將所有食材置入食物處理機，加上 500c.c. 純水打成果露。

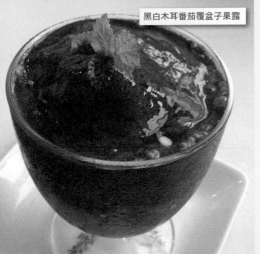

黑白木耳番茄覆盆子果露

睡前補充品
1. 蔓越莓稀釋汁 250c.c. 加 7g 洋車前子殼混合立即喝下。
2. 琉璃苣油 1 顆。

Day 03

早餐前

1. 250c.c. 稀釋蔓越莓汁加 5-7g 洋車前子殼或鼠尾草籽或亞麻籽粉。
2. 半個檸檬汁加 250c.c. 熱開水空腹喝下。
3. 1 顆琉璃苣油。

早餐

紅蘿蔔蘋果精力湯

食材

1. 紅蘿蔔半條。
2. 紅蘋果半個。
3. 檸檬 1/4 個（連皮）。
4. 西芹 2 根。
5. 烤紅番茄 1 個。
6. 薑片 3 片。
7. 亞麻籽粉 5g。
8. 蜂蜜 5-7g。（不嗜甜者可不加）

作法

將以上所有食材加入 500c.c. 純水打成汁。

早餐後

吃 1 顆綜合維他命，或維他命 B 群，或二者都吃。

上午點心

上午 10：30 左右若肚子餓可吃一個白煮蛋或茶葉蛋，不餓則不吃。

午餐

一、番茄珊瑚草沙拉

食材

1. 珊瑚草 2g。
2. 海帶嫩芽 2 大匙。
3. 櫻桃小番茄 6 個。
4. 檸檬半個。
5. 白芝麻 1 大匙。

佐料

1. 檸檬汁 2 大匙。
2. 紅酒醋 1 大匙。
3. 糖 1 小匙。
4. 蜂蜜 1 大匙。
5. 亞麻籽油 1 大匙。

作法

1. 將珊瑚草泡水約 5 分鐘取出瀝乾。
2. 將海帶嫩芽泡水約 2 分鐘取出瀝乾。
3. 櫻桃小番茄切半。
4. 將以上 3 樣食材裝盤。
5. 取半個檸檬皮灑在上面。
6. 將佐料充分混合淋到沙拉上。
7. 灑上白芝麻即成。

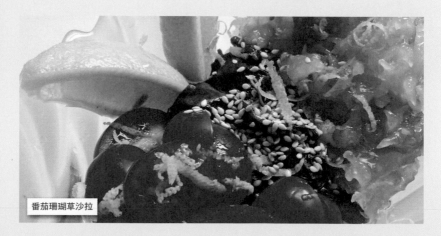

番茄珊瑚草沙拉

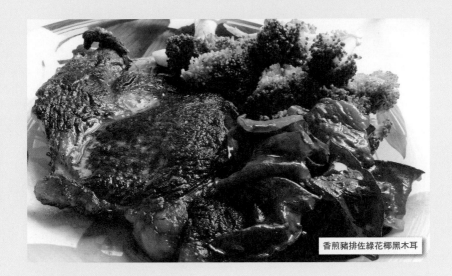

香煎豬排佐綠花椰黑木耳

二、香煎豬排佐綠花椰黑木耳
食材
1. 薄片豬排 1 片約 150g。
2. 綠花椰菜 1/4 顆。
3. 黑木耳 5 朵。
醃料
1. 海鹽 1 小匙。
2. 黑醋 1 大匙。
3. 醬油 1 大匙。
4. 糖 1 小匙。
作法
1. 將豬排打薄，加入醃料醃 30 分鐘。
2. 綠花椰菜及黑木耳加入滾水汆燙 1 分鐘。
3. 起鍋加入 1 大匙油將豬排兩面煎成略焦黃熟透取出。
4. 將花椰菜及黑木耳置入鍋中拌炒一下。
5. 醃肉醬汁煮開即起鍋。
6. 將豬排擺盤，旁飾花椰菜及黑木耳。
三、發芽米飯 2/3 碗

下午茶
下午 4：30 左右，若肚子餓可吃半個芭樂，若不餓則不吃。

晚餐
黑白木耳黑白豆奶昔
食材
1. 煮熟黑白木耳 1 杯。
2. 煮熟黑、黃豆半杯。
3. 烤過的小番茄 6 個。
4. 乳清高蛋白粉 2 大匙。
5. 蜂蜜或黑糖 5-7g（不嗜甜者可不加）。
作法
將以上所有食材加入 500c.c. 純水打成奶昔。

睡前補充品
1. 蔓越莓稀釋汁 250c.c. 加 7g 洋車前子殼混合立即喝下。
2. 琉璃苣油 1 顆。

Day 04

早餐前

1. 250c.c. 稀釋蔓越莓汁加 5-7g 洋車前子殼或鼠尾草籽或亞麻籽粉。
2. 半個檸檬汁加 250c.c. 熱開水空腹喝下。
3. 1 顆琉璃苣油。

早餐

甜菜檸檬蘋果露

食材

1. 甜菜根 1/4 個（連皮）。
2. 檸檬 1/4 個（連皮）。
3. 蘋果 1/4 個。
4. 薑片 3 片。
5. 亞麻籽粉 5g。
6. 乳清高蛋白粉 2 大匙。
7. 黑醋 1 茶匙。
8. 蜂蜜 5-7g。（不嗜甜者可不加）

作法

將以上所有食材加入 500c.c. 純水打成果露。

早餐後

吃 1 顆綜合維他命，或維他命 B 群，或二者都吃。

上午點心

上午 10：30 左右若肚子餓可吃一個白煮蛋，不餓則不吃。

午餐

一、薑絲芥藍菜

食材

1. 芥藍菜一把。
2. 生薑 3 片。

作法

1. 將生薑切成絲。
2. 起鍋加入 1 大匙油炒薑絲。
3. 加入芥藍菜及 2 大匙水拌炒燜一下。

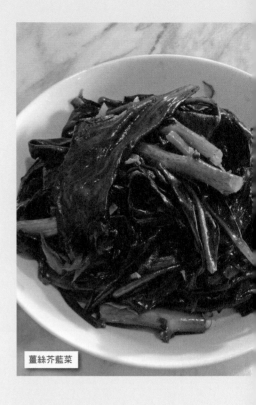

薑絲芥藍菜

4. 起鍋擺盤，食用前淋上 1 大匙亞麻籽油。

二、烤香魚

食材

1. 香魚 2 條。
2. 檸檬半顆。

作法

1. 將香魚全身抹上海鹽，醃 10 分鐘。
2. 將魚身塗上一層橄欖油。
3. 烤箱 200℃預熱 10 分鐘。
4. 將魚置入以 200℃烤約 20 分鐘。
5. 取出前加到 220℃再烤 5 分鐘。
6. 擺盤，旁飾檸檬片及羅勒菜。

三、發芽米飯 2/3 碗

下午茶

下午 4：30 左右，若肚子餓可吃一根小香蕉或半根大香蕉，不餓則不吃。

晚餐

黑白木耳芭樂鳳梨果露

食材

1. 煮熟黑白木耳 1 杯。
2. 芭樂 1/2 個。
3. 鳳梨 1/10 個。
4. 乳清高蛋白粉 2 大匙。
5. 亞麻仁籽 5g。

作法

將以上所有食材加入 500c.c. 純水打成果露。

睡前補充品

1. 蔓越莓稀釋汁 250c.c. 加 7g 洋車前子殼混合立即喝下。
2. 琉璃苣油 1 顆。

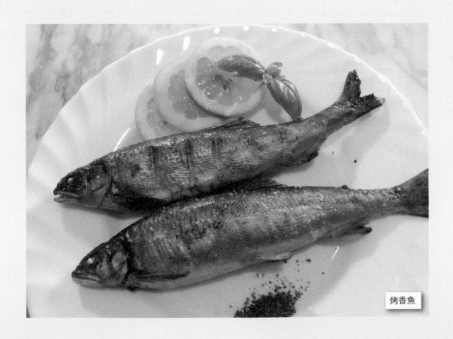

烤香魚

Day 05

早餐前
1. 250c.c. 稀釋蔓越莓汁加 5-7g 洋車前子殼或鼠尾草籽或亞麻籽粉。
2. 半個檸檬汁加 250c.c. 熱開水空腹喝下。
3. 1 顆琉璃苣油。

早餐
綜合莓果露
食材
1. 冷凍蔓越莓、黑醋栗、覆盆子、小藍莓各 1 大匙。
2. 蔓越莓果醋 2 大匙。
3. 煮熟白木耳 2 大匙。
作法
將以上所有食材加入 500c.c. 純水打成果露。

早餐後
吃 1 顆綜合維他命，或維他命 B 群，或二者都吃。

上午點心
上午 10：30 左右若肚子餓可吃 1 片全麥土司淋 1 大匙亞麻籽油，不餓則不吃。

午餐
一、香草番茄蔥花炒蛋
食材
1. 土雞蛋 2 個。
2. 青蔥 2 支。
3. 櫻桃番茄 6 粒。
4. 乾巴西里、乾牛至、義大利綜合香料各 1 小匙。
作法
1. 青蔥切碎，番茄切半。
2. 將土雞蛋打散，加入 1 小匙鹽及青蔥碎拌勻。
3. 將鍋中加入 1 大匙油，置入青蔥蛋汁

待稍凝固。
4. 加入番茄片。
5. 加入所有乾香料拌一下即成。
6. 要吃之前淋上一大匙亞麻籽油。
二、青白雙拼
食材
1. 綠花椰菜 1/4 顆。
2. 金針菇半把。
3. 雞高湯半杯。
作法
1. 將花椰菜入炒鍋加入半杯雞高湯蓋鍋煮熟。
2. 加入金針菇再煮一下。
3. 起鍋裝盤。
p.s. 加入雞高湯清煮，十分美味，不必再加任何佐料。
三、發芽米飯 2/3 碗

下午茶
下午 4：30 左右，若肚子餓可吃半個葡萄柚，不餓則不吃。

晚餐
黑白木耳堅果露
食材
1. 煮熟黑白木耳 1 杯。
2. 黑、黃豆半杯。
3. 腰果、杏仁果、核桃各半大匙。
4. 蜂蜜或黑糖 5-7g。
作法
將以上所有食材加入 500c.c. 純水打成果露。

睡前補充品
1. 蔓越莓稀釋汁 250c.c. 加 7g 洋車前子殼混合立即喝下。
2. 琉璃苣油 1 顆。

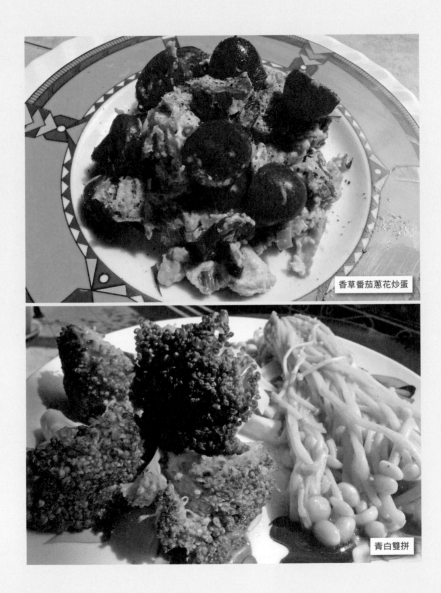

香草番茄蔥花炒蛋

青白雙拼

Day 06

早餐前

1. 250c.c. 稀釋蔓越莓汁加 5-7g 洋車前子殼或鼠尾草籽或亞麻籽粉。
2. 半個檸檬汁加 250c.c. 熱開水空腹喝下。
3. 1 顆琉璃苣油。

早餐

山藥黑芝麻奶昔

食材

1. 山藥約 6 公分長一段。
2. 黑芝麻 10g。
3. 煮熟黑、黃豆半杯。
4. 核桃 5 粒。
5. 蜂蜜 1 大匙。

作法

將以上所有食材加入 500c.c. 純水打成奶昔。

早餐後

吃 1 顆綜合維他命，或維他命 B 群，或二者都吃。

上午點心

上午 10：30 左右若肚子餓可吃一個青蘋果，不餓則不吃。

午餐

一、珊瑚草黃瓜海帶芽沙拉

食材

1. 珊瑚草 2g。
2. 小黃瓜 1 根。
3. 海帶芽 2 大匙。
4. 白芝麻 1 大匙。

佐料

1. 蘋果醋 2 大匙。
2. 亞麻籽油 1 大匙。
3. 檸檬汁 2 大匙。
4. 麻油 2 小匙。
5. 蜂蜜 1 大匙。

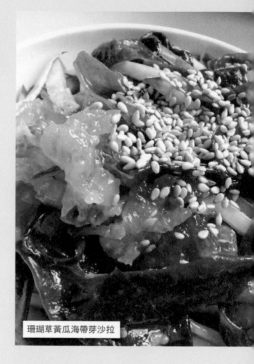

珊瑚草黃瓜海帶芽沙拉

作法

1. 珊瑚草泡水約 5 分鐘取出瀝乾。
2. 小黃瓜切絲。
3. 海帶芽泡水約 2 分鐘取出瀝乾。
4. 將以上 3 樣食材裝盤。
5. 將佐料充分混合均勻淋到 4 之上。
6. 灑上白芝麻即成。

二、土雞腿薑片雞湯

食材

1. 土雞腿 1 支。
2. 生薑 8-10 片。
3. 乾墨魚 1/4 片。

作法

1. 將土雞腿剁塊加水蓋過肉塊。
2. 加入薑片。
3. 乾墨魚片剪成長條加入。

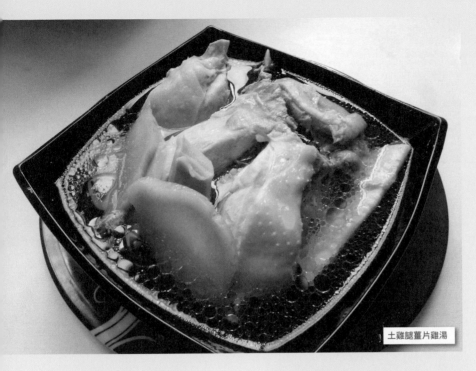

土雞腿薑片雞湯

4. 以電鍋外鍋加水 1 杯燉煮。

p.s. 此雞湯因加入墨魚乾極為鮮美,可不再加鹽,或其他佐料。

三、烤番薯 1 個

下午茶

下午 4:30 左右若肚子餓可吃二個紅肉李,若不餓則不吃。

晚餐

黑白木耳芭樂火龍果露

食材

1. 煮熟黑白木耳 1 杯。
2. 芭樂 1/4 個。
3. 火龍果 1/2 個。
4. 乳清高蛋白粉 2 大匙。

5. 亞麻仁籽 5g。

作法

將所有食材加入 500c.c. 純水打成果露。

睡前補充品

1. 蔓越莓稀釋汁 250c.c. 加 7g 洋車前子殼混合立即喝下。
2. 琉璃苣油 1 顆。

Day 07

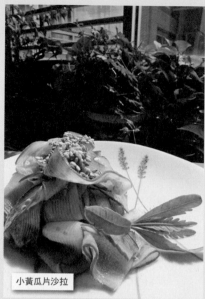

小黃瓜片沙拉

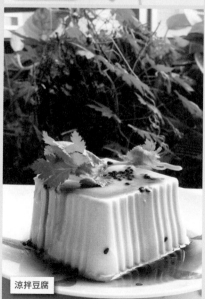

涼拌豆腐

早餐前
1. 250c.c. 稀釋蔓越莓汁加 5-7g 洋車前子殼或鼠尾草籽或亞麻籽粉。
2. 半個檸檬汁加 250c.c. 熱開水空腹喝下。
3. 1 顆琉璃苣油。

早餐
水梨香蕉果露
食材
1. 水梨 1/2 顆。
2. 香蕉 1/2 根。
3. 煮熟黑白木耳 1 杯。
4. 檸檬 1/4 個（連皮）。
5. 乳清高蛋白粉 2 大匙。
6. 亞麻仁籽 5g。
作法
將所有食材加入 500c.c. 純水打成果露。

早餐後
吃 1 顆綜合維他命，或維他命 B 群，或二者都吃。

上午點心
上午 10：30 左右若肚子餓可吃一個奇異果，不餓則不吃。

午餐
一、小黃瓜片沙拉
食材
1. 小黃瓜 2 條。
2. 白芝麻 1 大匙。
3. 薰衣草嫩葉幾片。
佐料
1. 海鹽 1 小匙。
2. 亞麻籽油 1 大匙。
3. 麻油 2 小匙。
作法
1. 將小黃瓜以削皮刮刀刮成超薄片。

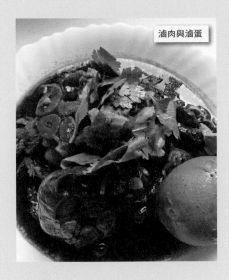

滷肉與滷蛋

2. 將黃瓜片加入海鹽拌勻醃一下。
3. 裝盤淋上亞麻籽油及麻油。
4. 灑上白芝麻，飾以薰衣草即成。
二、涼拌豆腐
食材
1. 嫩豆腐 1 小方塊。
2. 黑芝麻 1 小匙。
3. 香菜 2 根。
佐料
1. 醬油露 1 大匙。
2. 香油 1 小匙。
3. 亞麻籽油 1 大匙。
作法
1. 將豆腐裝盤。
2. 佐料調勻後淋在豆腐上。
3. 灑上黑芝麻，將香菜裝飾其上即成。
三、滷肉與滷蛋
食材
1. 豬梅花肉 200g。
2. 洋蔥 1/4 個。
3. 八角 2 顆、月桂葉 2 片。
4. 白煮蛋 1 顆。

5. 香菜 2 支。
佐料
1. 醬油 1 杯。
2. 糖 2 小匙。
3. 海鹽半小匙。
作法
1. 將洋蔥切成小碎塊。
2. 小鍋加入 1 小匙油置入洋蔥炒軟。
3. 梅花肉切小長片塊加入鍋中拌炒。
4. 加入所有佐料另加 1.5 杯水。
5. 加入八角及月桂葉。把白煮蛋加入。
6. 蓋鍋滷約 25 分鐘。
7. 裝盤上飾香菜即成。
p.s. 這是簡便快速的滷肉，可多做一
點，但不建議做太多以免老吃不新鮮的
剩菜。

下午茶
下午 4：30 左右若肚子餓可吃 6 顆大草
莓，不餓則不吃。

晚餐
黑白木耳葡萄果露
食材
1. 煮熟黑白木耳 1 杯。
2. 紫葡萄 12 顆。
3. 冷凍黑醋栗半杯。
4. 亞麻籽粉 5g。
5. 乳清高蛋白粉 2 大匙。
6. 檸檬汁 2 大匙。
作法
將以上所有食材加入 500c.c. 純水打成
果露。

睡前補充品
1. 蔓越莓稀釋汁 250c.c. 加 7g 洋車前
   子殼混合立即喝下。
2. 琉璃苣油 1 顆。

Day 08

早餐前
1. 250c.c. 稀釋蔓越莓汁加 5-7g 洋車前子殼或鼠尾草籽或亞麻籽粉。
2. 半個檸檬汁加 250c.c. 熱開水空腹喝下。
3. 1 顆琉璃苣油。

早餐
番茄梅汁果露
食材
1. 大紅番茄 2 個,小番茄 8 個。
2. 煮熟白木耳 1/2 杯。
3. 紫蘇梅漿 1 大匙。
4. 檸檬汁 1 大匙。
5. 枸杞 1 大匙。
6. 乳清高蛋白粉 2 大匙。
7. 亞麻仁籽 5g。

作法
將以上所有食材加入 500c.c. 純水打成果露。

早餐後
吃 1 顆綜合維他命,或維他命 B 群,或二者都吃。

上午點心
上午 10:30 左右若肚子餓可吃一個蘋果,不餓則不吃。

午餐
一、脆皮鴨胸
食材
1. 黑胡椒燻鴨胸 1 個。
2. 高麗菜 4 葉。
3. 鴻禧菇 1 包。
4. 羅勒葉數枚。

作法
1. 將鴨胸皮朝下以文火慢煎出鴨油,將鴨油倒出繼續慢煎再倒油,直至不再滲出鴨油為止。將鴨胸翻面關火,以

鍋餘溫燜熟鴨肉。
2. 鴨肉取出切斜薄片裝盤。
3. 將鴻禧菇入鍋加入少許鴨油炒熟,高麗菜亦同。加入半茶匙海鹽。
4. 將鴻禧菇及高麗菜裝飾在鴨胸旁,配上羅勒葉即成。

二、菠菜金針菇
食材
1. 菠菜 4 根。
2. 金針菇半包。
3. 雞高湯半杯。

作法
1. 將雞高湯入鍋,加入菠菜、金針菇拌炒熟即成。
2. 起鍋裝盤,上飾香菜。

三、發芽米飯 2/3 碗

下午茶
下午 4:30 左右若肚子餓可吃一個水煮蛋不餓則不吃。

晚餐
黑白木耳洋芹優格奶昔
食材
1. 煮熟黑白木耳 1 杯。
2. 洋芹 3 支。
3. 原味優格半杯。
4. 亞麻仁籽粉 5g。
5. 乳清高蛋白粉 2 大匙。

作法
將以上所有食材加入 500c.c. 純水打成奶昔。

睡前補充品
1. 蔓越莓稀釋汁 250c.c. 加 7g 洋車前子殼混合立即喝下。
2. 琉璃苣油 1 顆。

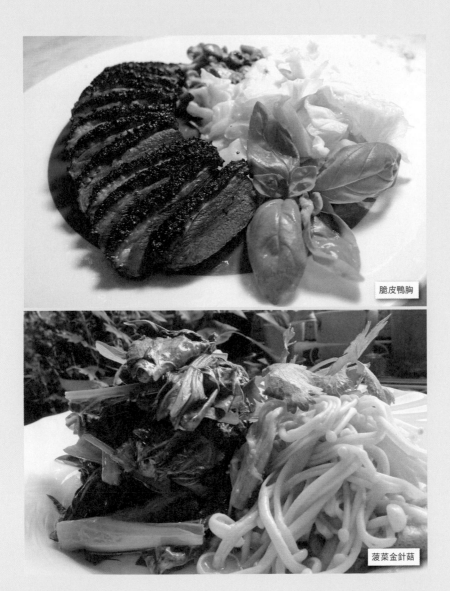

脆皮鴨胸

菠菜金針菇

Day 09

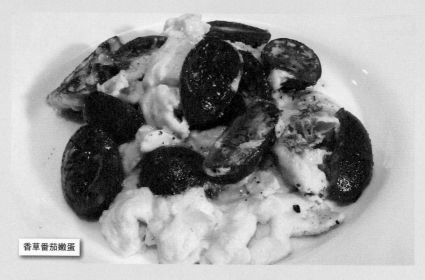

香草番茄嫩蛋

早餐前
1. 250c.c. 稀釋蔓越莓汁加 5-7g 洋車前子殼或鼠尾草籽或亞麻籽粉。
2. 半個檸檬汁加 250c.c. 熱開水空腹喝下。
3. 1 顆琉璃苣油。

早餐
青蘋白木耳果露
食材
1. 青蘋果 1 個。
2. 煮熟白木耳 1/2 杯。
3. 乳清高蛋白粉 2 大匙。
4. 亞麻仁籽 5g。
作法
1. 將青蘋果刮去蠟,連皮切小塊。
2. 將 1 及所有食材加入 500c.c. 純水打成果露。

早餐後
吃 1 顆綜合維他命,或維他命 B 群,或二者都吃。

上午點心
上午 10:30 左右若肚子餓可吃 1 片全麥土司加 1 大匙亞麻籽油,不餓則不吃。

午餐
一、香草番茄嫩蛋
食材
1. 土雞蛋 2 個。
2. 櫻桃番茄 6 個。
3. 鮮奶半杯。
4. 乾牛至、乾巴西里各 1 小匙。
作法
1. 將雞蛋打散,加入鮮奶拌勻,再加入 1 小匙海鹽。
2. 起鍋加入 1 大匙油,將 1 的食材置入,由鍋邊向中央把漸凝固的蛋液撥動。
3. 加入切半的小番茄。
4. 趁蛋還未完全凝固前即起鍋裝盤,灑上乾牛至及巴西里即成。

二、何首烏雞湯
食材
1. 雞腿 1 隻。
2. 何首烏茶包 1 包。
3. 紅棗、黑棗各 3 粒。
作法
1. 將雞腿剁成小塊。
2. 加上純水蓋過雞腿。
3. 加入何首烏茶包，紅、黑棗入電鍋燉約 1 小時即成。

三、什錦蔬菜
食材
1. 冷凍什錦蔬菜 1 杯半。
2. 亞麻籽油 1 大匙。
作法
將冷凍蔬菜蒸熟之後，加入亞麻籽油及鹽 1 小匙拌勻即成。

下午茶
下午 4：30 左右若肚子餓可吃半個芭樂，不餓則不吃。

晚餐
黑白豆芝麻糊
食材
1. 煮熟黑、黃豆 1 杯。
2. 白芝麻、黑芝麻各 10g。
3. 腰果 10 粒。
4. 蜂蜜或黑糖 10g。
作法
將以上所有食材加入 500c.c. 純水打成糊狀。

睡前補充品
1. 蔓越莓稀釋汁 250c.c. 加 7g 洋車前子殼混合立即喝下。
2. 琉璃苣油 1 顆。

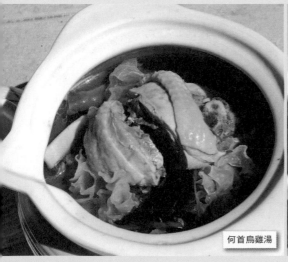

何首烏雞湯

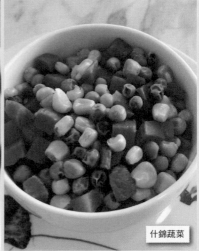

什錦蔬菜

Day 10

早餐前
1. 250c.c. 稀釋蔓越莓汁加 5-7g 洋車前子殼或鼠尾草籽或亞麻籽粉。
2. 半個檸檬汁加 250c.c. 熱開水空腹喝下。
3. 1 顆琉璃苣油。

早餐
櫻桃紅李果露
食材
1. 煮熟白木耳半杯。
2. 枸杞 1 大匙。
3. 冷凍櫻桃半杯。
4. 西洋紅李 1 個。
5. 亞麻仁籽 5g。
6. 乳清高蛋白粉 2 大匙。

作法
枸杞泡水五分鐘瀝乾,加上其他所有食材,加入 500c.c. 純水打成果露。

早餐後
吃 1 顆綜合維他命,或維他命 B 群,或二者都吃。

上午點心
上午 10:30 左右若肚子餓可吃一個水煮蛋,不餓則不吃。

午餐
一、鯛魚干貝墨魚麵
食材
1. 鯛魚片 1 片。
2. 生鮮干貝 2 個。
3. 鴻禧菇 1/3 包。
4. 義大利墨魚麵條 150g。

作法
1. 將水煮開,加入 2 小匙鹽,放入麵條煮至麵心剩一點白色即撈起,灑上 1 大匙橄欖油、1 小匙麻油拌勻,再加 1 小塊奶油及 2 小匙黑胡椒粉、1 小匙鹽充分攪拌。
2. 鍋中加入 1 大匙橄欖油,將鯛魚及干貝煎至兩面稍焦黃取出。
3. 原鍋置於鴻禧菇炒熟。
4. 將墨魚麵鋪底,上加鯛魚片、干貝,飾以 1 朵羅勒,灑上一點黑胡椒粉即成。

二、炒茭白筍
食材
1. 茭白筍 3 根。
2. 雞高湯半杯。
3. 亞麻籽油 1 大匙。

作法
1. 將茭白筍切斜片。
2. 起鍋加入 1 大匙油,將茭白筍片置入,加上半杯雞高湯,蓋鍋燜一下。
3. 起鍋裝盤,淋上 1 大匙亞麻籽油即成。

下午茶
下午 4:30 左右若肚子餓可吃一個油桃,不餓則不吃。

晚餐
黑白豆木耳芭樂奶昔
食材
1. 煮熟黑白木耳 1 杯。
2. 煮熟黑、黃豆半杯。
3. 芭樂半個(連籽)。
4. 乳清高蛋白粉 2 大匙。
5. 亞麻籽粉 5g。

作法
將以上所有食材加入 500c.c. 純水打成奶昔。

睡前補充品
1. 蔓越莓稀釋汁 250c.c. 加 7g 洋車前子殼混合立即喝下。
2. 琉璃苣油 1 顆。

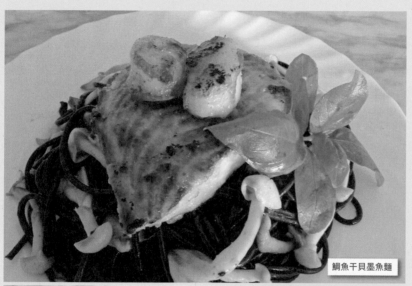

鯛魚干貝墨魚麵

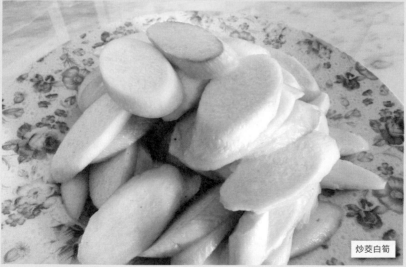

炒茭白筍

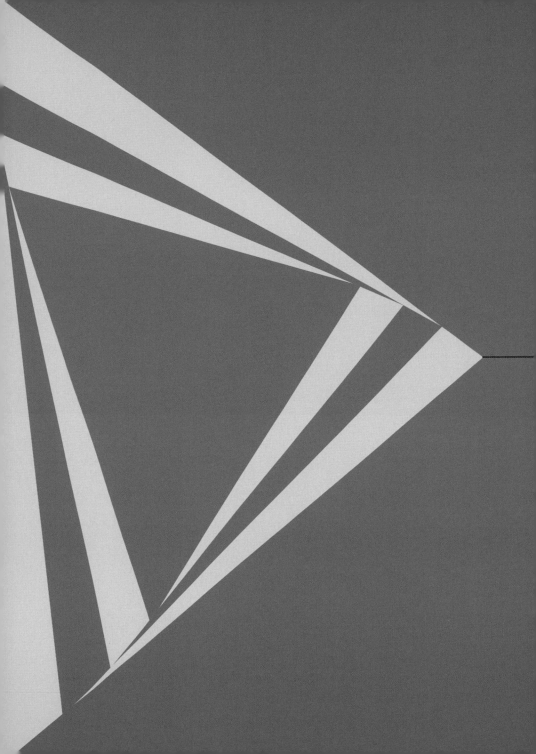

第三階段食譜

到第三階段時，體重應該已經下降許多，此時可以在飲食中
加入多種穀類為主食，讓身體好好休養生息。

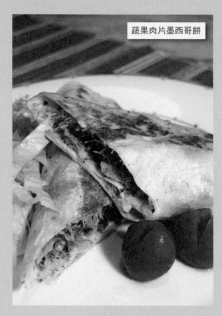

蔬果肉片墨西哥餅

早餐前
1. 250c.c. 稀釋蔓越莓汁加 5-7g 洋車前子殼或鼠尾草籽或亞麻籽粉。
2. 半個檸檬汁加 250c.c. 熱開水空腹喝下。
3. 1 顆琉璃苣油。

早餐
蔬果肉片墨西哥餅
食材
1. 全麥墨西哥餅皮 1 張。
2. 苜蓿芽一大匙、西生菜絲 2 大匙、大番茄 1 個切片、小番茄 2 個（裝飾用）
3. 豬肉熟薄片 6-8 片。
佐料
1. 花生粉 1 大匙。
2. 亞麻籽油 1 大匙。
3. 美乃滋 1 大匙。
4. 黑胡椒粉 1 小匙。

作法
1. 將墨西哥餅皮一面乾煎至稍焦黃。
2. 取出置上苜蓿芽、豬肉片、西生菜絲，淋上亞麻籽油，加上花生粉、美乃滋。
3. 將餅皮一半包起餡料，邊緣結合另一邊壓緊再稍煎一下。
4. 取出斜切兩半，旁邊飾以苜蓿芽、西生菜絲及 2 個切十字的小番茄，再淋上一點亞麻籽油即成。

早餐後
吃 1 顆綜合維他命，或維他命 B 群，或二者都吃。

上午點心
上午 10：30 左右若肚子餓可吃 1 個小蘋果，不餓則不吃。

午餐
一、萵苣蔓越莓番茄沙拉
食材
1. 橘色小番茄 6 個。
2. 萵苣葉 4 葉。
3. 苜蓿芽 2 大匙。
4. 新鮮蔓越莓 2 大匙。
5. 白芝麻 1 大匙。
佐料
1. 原味優格 2 大匙。
2. 亞麻籽油 1 大匙。
3. 蜂蜜 2 小匙。
作法
1. 將萵苣葉切成細絲、小番茄切半。
2. 將佐料全部混合均勻。
3. 將萵苣葉及苜蓿芽擺盤，上加蔓越莓，淋上佐料，灑上白芝麻即成。

二、海帶魚湯
食材
1. 鱸魚頭、尾一對。
2. 乾海帶約 30 公分長一段。

3. 青蔥 2 支。

4. 蔬菜高湯 3 杯。

作法

1. 乾海帶泡水約 20 分鐘。

2. 以剪刀將海帶剪約 2 公分長小塊。

3. 以 3 杯蔬菜高湯加 2 杯純水熬煮海帶
   約 20 分鐘。

4. 將魚頭、魚尾置入滾湯中煮至魚肉變
   白，撈去浮沫。

5. 裝上碗，灑上青蔥碎，淋 1 小匙麻油
   即成。

三、十穀米飯 2/3 碗

下午茶
下午 4：30 左右若肚子餓可吃 1 個茶葉
蛋或白煮蛋，不餓則不吃。

晚餐
黑白木耳鳳梨奶昔

食材

1. 煮熟黑白木耳 1 杯。

2. 鳳梨 1/8 個。

3. 乳清高蛋白粉 2 大匙。

4. 亞麻籽粉 5g。

5. 原味優格半杯。

作法

將以上所有食材加入 500c.c. 純水打成
奶昔。

睡前補充品
1. 蔓越莓稀釋汁 250c.c. 加 7g 洋車前
   子殼混合立即喝下。

2. 琉璃苣油 1 顆。

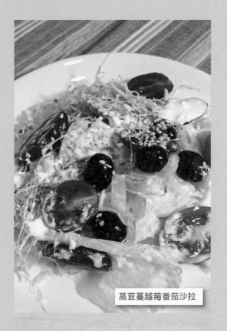

萵苣蔓越莓番茄沙拉

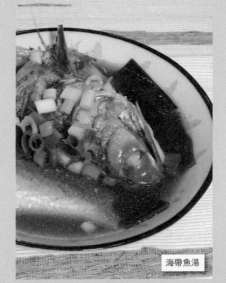

海帶魚湯

Day 02

早餐前
1. 250c.c. 稀釋蔓越莓汁加 5-7g 洋車前子殼或鼠尾草籽或亞麻籽粉。
2. 半個檸檬汁加 250c.c. 熱開水空腹喝下。
3. 1 顆琉璃苣油。

早餐
一、白木耳十穀米粥
食材
1. 煮熟之十穀米飯半杯。
2. 煮熟之白木耳半杯。
作法
將所有食材加入 500c.c. 純水煮開即成。

二、番茄黑葉白菜
食材
1. 黑葉白菜半把。
2. 紅番茄 1 個。
3. 雞高湯半杯。
作法

熱鍋加入雞高湯,隨即加入切塊之紅番茄煮一下,最後加入黑葉白菜拌炒一下即成。

早餐後
吃 1 顆綜合維他命,或維他命 B 群,或二者都吃。

上午點心
上午 10:30 左右若肚子餓可吃 1 個小蘋果,不餓則不吃。

午餐
一、芝麻鴻禧菇
食材
1. 鴻禧菇 1 包。
2. 白芝麻 1 大匙。
3. 亞麻籽油 1 大匙。
作法
1. 將鴻禧菇切去蒂頭撕散開。
2. 起鍋加入 1 大匙橄欖油加熱,加入鴻

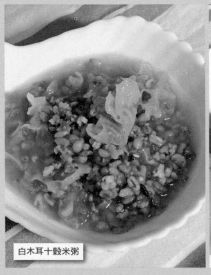

白木耳十穀米粥

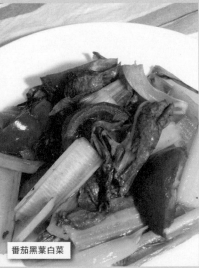

番茄黑葉白菜

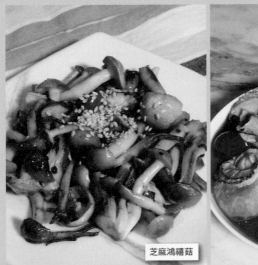

芝麻鴻禧菇

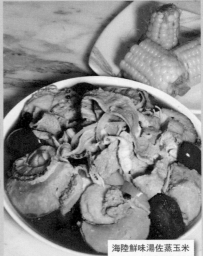

海陸鮮味湯佐蒸玉米

禧菇炒一下，加入 3 大匙水煮熟。

4. 起鍋裝盤，淋上亞麻籽油，灑上白芝麻即成。

二、海陸鮮味湯佐蒸玉米

食材

1. 火鍋豬肉片約 100g。
2. 熟帆立貝 4 個。
3. 海帶芽 1 大匙。
4. 小番茄 6 個。
5. 豆腐 1/4 塊。
6. 洋蔥 1/4 個。
7. 蒸熟玉米半條。
8. 雞高湯 3 杯。

作法

1. 以小鍋加入切成小塊的洋蔥拌炒出香氣及甜味，加入切半的小番茄。
2. 注入雞高湯 3 杯再加 1 杯水煮滾。
3. 豆腐切小塊加入續煮。
4. 加入帆立貝及海帶芽，隨即關火。
5. 上桌時配蒸玉米。

下午茶

下午 4:30 左右若肚子餓可吃一個柳丁，不餓則不吃。

晚餐

黑白豆黑芝麻奶昔

食材

1. 煮熟黑、黃豆 1 杯。
2. 黑芝麻 20g。
3. 乳清高蛋白粉 2 大匙。
4. 亞麻籽粉 5g。

作法

將以上所有食材加入 500c.c. 純水打成奶昔。

睡前補充品

1. 蔓越莓稀釋汁 250c.c. 加 7g 洋車前子殼混合立即喝下。
2. 琉璃苣油 1 顆。

Day 03

早餐前
1. 250c.c. 稀釋蔓越莓汁加 5-7g 洋車前子殼或鼠尾草籽或亞麻籽粉。
2. 半個檸檬汁加 250c.c. 熱開水空腹喝下。
3. 1 顆琉璃苣油。

早餐
鴨蛋起司墨西哥餅
食材
1. 墨西哥玉米餅皮 1 片。
2. 鴨蛋 1 個。
3. 豬肉薄片 6 片。
4. 番茄一個切片。
5. 洋蔥 1/4 個。
6. 切達起司 2 片。

作法
1. 將洋蔥切絲，以半大匙油炒香，加入豬肉薄片炒熟，滴入 2 小匙醬油拌勻。
2. 鴨蛋煎一面，成為陽光蛋。
3. 番茄切成薄片。
4. 墨西哥餅皮煎一下稍焦黃即取出。
5. 餅皮上加 1 片撕碎起司片。
6. 鋪上洋蔥、肉片及番茄片，最後覆蓋煎好的鴨蛋。
7. 將餅皮上緣以另 1 片起司片撕碎環伺。
8. 將餅皮翻折一半蓋上另一邊，稍壓一下。
9. 盛盤，旁飾番茄片及一根小紅椒即成。

早餐後
吃 1 顆綜合維他命，或維他命 B 群，或二者都吃。

上午點心
上午 10：30 左右若肚子餓可吃一個西洋梨，不餓則不吃。

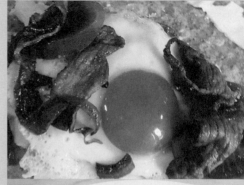

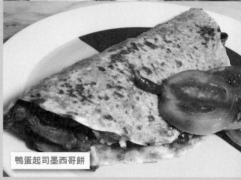

鴨蛋起司墨西哥餅

午餐
一、香煎鱸魚佐薑絲芥菜
食材
1. 鱸魚中段 1 段。
2. 芥菜 5-6 葉。
3. 薑 1 段。

作法
1. 將鱸魚切斜紋，以海鹽 2 小匙醃約15 分鐘。
2. 起鍋入 1.5 大匙橄欖油將魚煎至兩面焦黃取出。
3. 薑切細絲入油鍋中爆炒至香，再加入芥菜段炒熟，加入 2 大匙高湯。
4. 芥菜及薑絲墊底，鱸魚鋪上，飾以小紅椒即成。

二、炒西芹玉米紅蘿蔔
食材
1. 西芹 4 支。
2. 紅蘿蔔半條。
3. 玉米粒半杯。
作法
1. 將西芹切斜段，紅蘿蔔切細絲。
2. 起鍋入 1.5 大匙油，先加入紅蘿蔔，
   續入西芹，最後加入玉米粒炒熟，加
   入 2 大匙水拌炒一下。
3. 灑上 2 小匙黑胡椒粉即成。

三、高麗菜水餃
食材
1. 市售高麗菜水餃 10 個。
2. 亞麻籽油 1 大匙。
3. 麻油 1 小匙。
作法
將水餃煮熟裝盤，淋上亞麻籽油及麻油
即成。

下午茶
下午 4：30 左右若肚子餓可吃半個葡萄
柚，不餓則不吃。

晚餐
黑白木耳青蘋果優格奶昔
食材
1. 煮熟黑白木耳 1 杯。
2. 青蘋果 1 個（刮去蠟連皮籽）。
3. 原味優格半杯。
4. 乳清高蛋白粉 2 大匙。
5. 亞麻仁籽粉 5g。
作法
將以上所有食材加入 500c.c. 純水打成
奶昔。

睡前補充品
1. 蔓越莓稀釋汁 250c.c. 加 7g 洋車前
   子殼混合立即喝下。
2. 琉璃苣油 1 顆。

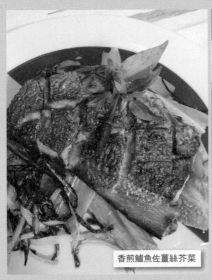

香煎鱸魚佐薑絲芥菜

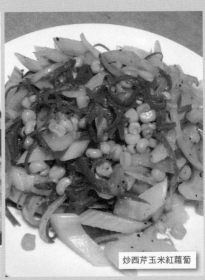

炒西芹玉米紅蘿蔔

Day 04

早餐前
1. 250c.c. 稀釋蔓越莓汁加 5-7g 洋車前子殼或鼠尾草籽或亞麻籽粉。
2. 半個檸檬汁加 250c.c. 熱開水空腹喝下。
3. 1 顆琉璃苣油。

早餐
一、十穀米紅棗白木耳粥
食材
1. 煮熟之十穀米飯半杯。
2. 煮熟之白木耳半杯。
3. 枸杞 1 大匙。
4. 紅棗 5 粒。
作法
1. 枸杞洗淨泡水約 5 分鐘取出。
2. 以 500c.c. 純水加入十穀米及白木耳煮滾，再加加入枸杞、紅棗煮開即成。

二、炒蔥花蛋
食材
1. 土雞蛋 2 個。
2. 青蔥 3 根。
3. 亞麻籽油 1 大匙。
作法
1. 將青蔥切碎段。
2. 起鍋入 1.5 大匙油燒熱，入青蔥爆香。
3. 將雞蛋加入 1 小匙海鹽打散入鍋拌炒至稍凝固。
4. 起鍋裝盤淋上亞麻籽油即成。

早餐後
吃 1 顆綜合維他命，或維他命 B 群，或二者都吃。

上午點心
上午 10：30 左右若肚子餓可吃 1 片起司加 6 粒核桃，不餓則不吃。

午餐
一、香蔥芝麻豬排泡菜
食材
1. 大片薄片豬排 1 片（約 180g）。
2. 現成韓國泡菜 2 大匙。
3. 青蔥 2 支。
4. 白芝麻 1 大匙。
佐料
1. 醬油 1 大匙。
2. 糖 1 小匙。
3. 蜂蜜 1 小匙。
4. 烏醋 1 大匙。
5. 味醂 1 小匙。
作法
1. 將豬排敲打成薄片，置入所有混合的佐料中醃一夜，置冰箱。
2. 青蔥連綠葉部分切成 3 長段。
3. 起鍋入 1.5 大匙油將豬排煎成焦黃，加入蔥段及泡肉醃汁使收乾。
4. 盛盤，上灑白芝麻，旁飾泡菜即成。

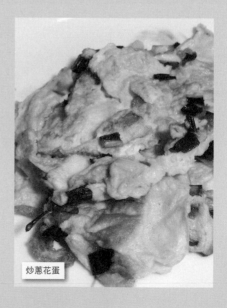

炒蔥花蛋

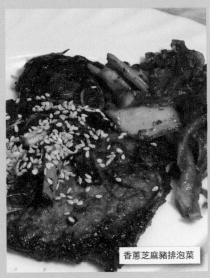

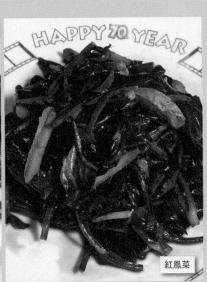

香蔥芝麻豬排泡菜

紅鳳菜

二、薑絲炒紅鳳菜

食材

1. 紅鳳菜 1 小把。
2. 生薑 1 小塊。
3. 亞麻籽油 1 大匙。

作法

1. 將生薑切細絲。
2. 起鍋加入 1 大匙油，炒香薑絲。
3. 將紅鳳菜切段加入炒熟。
4. 起鍋灑上亞麻籽油即成。

三、海帶芽湯

食材

1. 海帶芽 2 大匙。
2. 青蔥 2 支。
3. 雞高湯 2 杯。

作法

1. 將雞高湯入小鍋再加一杯水煮滾。
2. 海帶芽沖過水直接加入湯中即熄火。
3. 青蔥切粗粒灑在湯上。
4. 裝碗淋 1 小匙麻油。

四、發芽米飯 1/2 碗

下午茶

下午 4:30 左右若肚子餓可吃一個甜桃，
不餓則不吃。

晚餐

黑白木耳優格莓果露

食材

1. 煮熟黑白木耳 1 杯。
2. 覆盆子及黑醋栗各半杯。
3. 原味優格半杯。
4. 乳清高蛋白粉 2 大匙。
5. 亞麻仁籽粉 5g。

作法

將以上所有食材加入 500c.c. 純水打成
果露。

睡前補充品

1. 蔓越莓稀釋汁 250c.c. 加 7g 洋車前
   子殼混合立即喝下。
2. 琉璃苣油 1 顆。

Day 05

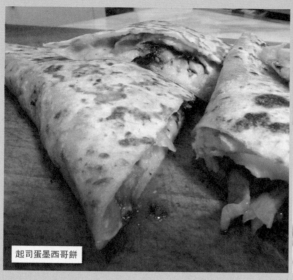
起司蛋墨西哥餅

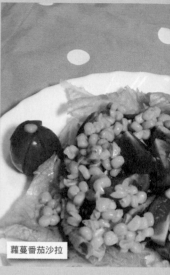
蘿蔓番茄沙拉

早餐前
1. 250c.c. 稀釋蔓越莓汁加 5-7g 洋車前子殼或鼠尾草籽或亞麻籽粉。
2. 半個檸檬汁加 250c.c. 熱開水空腹喝下。
3. 1 顆琉璃苣油。

早餐
起司蛋墨西哥餅
食材
1. 莫札瑞拉起司絲 2 大匙。
2. 熟玉米粒 2 大匙。
3. 萵苣 2 葉。
4. 鴨蛋 1 個。
5. 海苔粉 1 大匙。
6. 全麥墨西哥餅皮 2 片。
作法
1. 將萵苣切細絲，鴨蛋煎單面成陽光蛋。
2. 墨西哥餅皮雙面略焦黃，取出。
3. 將 1 片餅皮上加 1 大匙起司絲。

4. 將萵苣絲、玉米粒鋪上。
6. 鴨蛋放最上面。
7. 加上另一大匙起司。
8. 另 1 片餅皮覆蓋上去，邊緣稍壓緊。
9. 入鍋再煎一下使起司融化黏合。
10. 以砧板切成 4 片直接上桌。

早餐後
吃 1 顆綜合維他命，或維他命 B 群，或二者都吃。

上午點心
上午 10：30 左右若肚子餓可吃 6 粒大草莓，不餓則不吃。

午餐
一、蘿蔓番茄沙拉
食材
1. 蘿蔓葉 4 片。
2. 二種顏色小番茄各 5 粒共 10 粒。
3. 熟玉米粒半杯。

佐料

1. 蘋果醋 2 大匙。
2. 檸檬汁 1 大匙。
3. 亞麻籽油 1 大匙。
4. 蜂蜜 2 小匙。
5. 味醂 1 大匙。

作法

1. 將蘿蔓葉洗淨加入冰水、冰塊入冰箱冰鎮約 20 分鐘。
2. 小番茄各取 4 粒，每粒切成 4 片，留兩粒在上方切十字（不切斷），作為裝飾之用。
3. 取出蘿蔓以手撕成一口大小裝盤，上加小番茄片、玉米粒。
4. 將佐料拌勻均衡淋在拉上。
5. 將 2 粒小番茄上加 1 粒玉米粒裝飾其上。

二、小赤鯨魚味噌湯

食材

1. 小赤鯨 2 尾。
2. 豆腐 1/2 塊切小塊。
3. 鮮香菇 2 朵切絲。
4. 黑木耳 1 朵切絲。
5. 青蔥一支切細末。
6. 白味噌 1.5 大匙、高湯 2 杯。

作法

1. 將高湯加 2 杯純水煮開。
2. 置入豆腐及小赤鯨魚、鮮香菇絲、黑木耳絲煮滾。
3. 白味噌以 1 大匙水調勻，加入湯中。
4. 灑上蔥末即可。

三、烤番薯一個

下午茶

下午 4：30 左右若肚子餓可吃 1 個小蘋果，不餓則不吃。

晚餐
黑白豆芭樂奶昔

食材

1. 煮熟黑、黃豆 1 杯。
2. 煮熟之黑白木耳半杯。
2. 芭樂半個。
3. 乳清高蛋白粉 2 大匙。
4. 亞麻仁籽粉 5g。

作法

將以上所有食材加入 500c.c. 純水打成奶昔。

睡前補充品

1. 蔓越莓稀釋汁 250c.c. 加 7g 洋車前子殼混合立即喝下。
2. 琉璃苣油 1 顆。

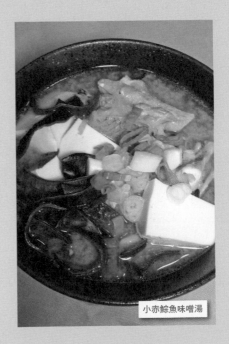

小赤鯨魚味噌湯

Day 06

早餐前
1. 250c.c. 稀釋蔓越莓汁加 5-7g 洋車前子殼或鼠尾草籽或亞麻籽粉。
2. 半個檸檬汁加 250c.c. 熱開水空腹喝下。
3. 1 顆琉璃苣油。

早餐
髮菜蛋豆腐湯
食材
1. 鴨蛋 1 個。
2. 豆腐 1/4 塊。
3. 小番茄 6 個。
4. 髮菜 2 大匙。
5. 青菜 4 葉。
6. 雞高湯 3 杯。
作法
1. 將雞高湯再加 1 杯純水加入小番茄、豆腐煮開。

2. 加入鴨蛋、青菜煮開,最後加入髮菜。
3. 取一大碗,置入 1 小匙白胡椒粉、1 小匙香油,加入所有食材及湯,上面再加一點白胡椒粉。

早餐後
吃 1 顆綜合維他命,或維他命 B 群或二者都吃。

上午點心
上午 10:30 左右若肚子餓可加一片全麥土司淋上一大匙亞麻籽油,不餓則不吃。

午餐
一、香煎鮭魚飯
食材
1. 鮭魚厚片 4 片。
2. 白菇 1/3 包。
3. 青蔥 2 支。
4. 煮熟十穀米飯 2/3 碗。
佐料
1. 醬油 3 大匙。
2. 糖 2 小匙。
3. 味醂 2 小匙。
4. 醬油 1 小匙。
5. 米酒 1 大匙。
6. 白芝麻 1 大匙。
作法
1. 將所有佐料調勻成醃料,加入鮭魚片醃至少 1 小時。
2. 青蔥切粗粒。
3. 起鍋入 1.5 大匙油將鮭魚兩面煎焦黃取出。
4. 白菇加入略炒,加上醃魚汁煮滾。
5. 十穀米飯鋪底,加上白菇及醬汁,最上面排上鮭魚片,灑上白芝麻及青蔥粒即成。

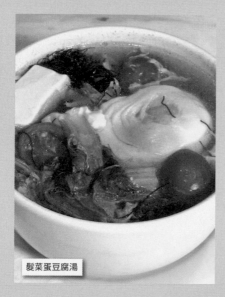
髮菜蛋豆腐湯

二、白果洋蔥玉米
食材
1. 洋蔥 1/2 個。
2. 紅蘿蔔半條。
3. 熟玉米粒 1/3 杯。
4. 鮮百果 8 粒。
5. 亞麻籽油 1 大匙。

作法
1. 洋蔥及紅蘿蔔切絲。
2. 起鍋加入 1 大匙油，先炒洋蔥，再加入紅蘿蔔絲及白果，最後加入玉米粒及 2 大匙水炒勻。
3. 盤淋上亞麻籽油及 1 小匙黑胡椒粉。

下午茶
下午 4：30 左右若肚子餓可吃 2 個西洋梨，不餓則不吃。

晚餐
黑白木耳水梨番茄果露
食材
1. 大番茄 2 個。
2. 小番茄 6 個。
3. 水梨 1/2 個。
4. 熟黑白木耳 1 杯。
5. 乳清高蛋白粉 2 大匙。
6. 亞麻仁籽粉 5g。

作法
將以上所有食材加入 500c.c. 純水打成果露。

睡前補充品
1. 蔓越莓稀釋汁 250c.c. 加 7g 洋車前子殼混合立即喝下。
2. 琉璃苣油 1 顆。

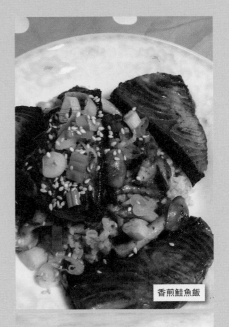
香煎鮭魚飯

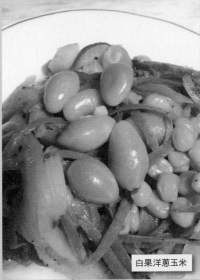
白果洋蔥玉米

Day 07

早餐前

1. 250c.c. 稀釋蔓越莓汁加 5-7g 洋車前子殼或鼠尾草籽或亞麻籽粉。
2. 半個檸檬汁加 250c.c. 熱開水空腹喝下。
3. 1 顆琉璃苣油。

早餐
鴨蛋地瓜葉
食材
1. 1 個鴨蛋。
2. 地瓜葉。
3. 薑一小塊。

作法
1. 薑切成細絲,地瓜葉挑出嫩葉。
2. 起鍋加 1 大匙麻油炒香薑絲,再加入地瓜葉拌炒至熟,盛盤。
3. 鴨蛋單面煎成半熟,置於地瓜葉上即成。

早餐後
吃 1 顆綜合維他命,或維他命 B 群或二者都吃。

上午點心
上午 10:30 左右若肚子餓可加一根小香蕉,不餓則不吃。

午餐
龍蝦粉條集錦
食材
1. 龍蝦 1 隻(去頭)。
2. 鮮蝦 5 隻。
3. 金針菇 1/4 包。
4. 海帶芽 2 大匙。
5. 黑木耳 2 朵。
6. 蒜苗 1 支。
7. 小白菜 3 葉。
8. 高湯 3 杯。
9. 寬粉條 100g。

作法
1. 將黑木耳切絲、蒜苗斜切小段。
2. 將高湯加 2 杯純水燒開。
3. 將粉條加入小火煮至透明。
4. 加入龍蝦、鮮蝦、黑木耳煮熟。
5. 續加入金針菇、海帶芽,最後加入小白菜,灑上蒜苗即成。

p.s. 海味鮮美,不必再加任何調味料。

下午茶
下午 4:30 左右若肚子餓可吃半個芭樂,不餓則不吃。

晚餐
黑白木耳雙果奶昔
食材
1. 煮熟黑白木耳 1 杯。
2. 奇異果 1 個(連皮)。
3. 火龍果 1/4 個。
4. 鮮奶半杯。
5. 乳清高蛋白粉 2 大匙。
6. 亞麻仁籽粉 5g。

作法
將以上所有食材加入 450c.c. 純水打成奶昔。

睡前補充品
1. 蔓越莓稀釋汁 250c.c. 加 7g 洋車前子殼混合立即喝下。
2. 琉璃苣油 1 顆。

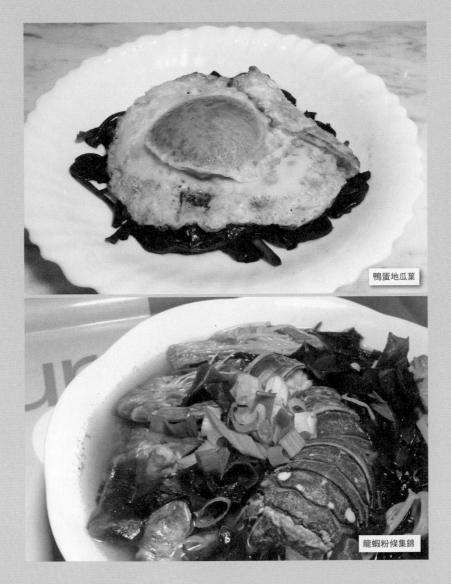

鴨蛋地瓜葉

龍蝦粉條集錦

Day 08

早餐前

1. 250c.c. 稀釋蔓越莓汁加 5-7g 洋車前子殼或鼠尾草籽或亞麻籽粉。
2. 半個檸檬汁加 250c.c. 熱開水空腹喝下。
3. 1 顆琉璃苣油。

早餐
乾煎鯛魚片佐蘿蔓番茄沙拉
食材

1. 鯛魚片 1 片。
2. 蘿蔓菜 3 片。
3. 小番茄 5 個。

佐料

1. 亞麻籽油 1 大匙。
2. 果醋 1 大匙。
3. 檸檬汁 1 大匙。
4. 蜂蜜 2 小匙。
5. 黑胡椒粉 1 小匙。

作法

1. 將鯛魚片以 1 大匙油煎成焦黃熟透。
2. 將蘿蔓菜加冰水入冰箱冰鎮約 20 分鐘取出，撕成一口大小，小番茄切半。
3. 鯛魚片盛盤，旁置蘿蔓、小番茄，將佐料調勻淋上，黑胡椒粉灑上即成。

早餐後
吃 1 顆綜合維他命，或維他命 B 群或二者都吃。

上午點心
上午 10：30 左右若肚子餓可加 1 個水煮蛋，不餓則不吃。

午餐
一、煎牛排佐紫高麗菜
食材

1. 牛排 1 塊約 180g。
2. 紫高麗菜 1/5 個。
3. 白菇 1/3 包。

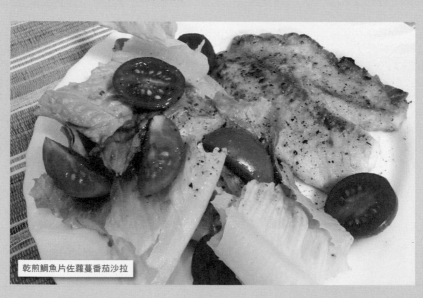

乾煎鯛魚片佐蘿蔓番茄沙拉

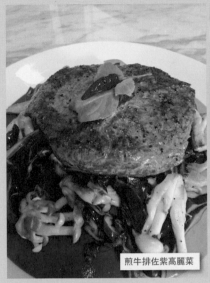

煎牛排佐紫高麗菜

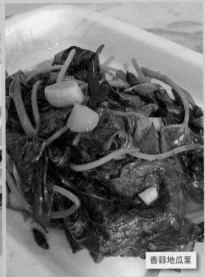

香蒜地瓜葉

作法
1. 起鍋加入一小塊奶油、2 小匙橄欖油熱鍋將牛排煎成焦黃，立即取出。
2. 紫高麗菜切絲加入鍋中拌炒，再加入白菇炒至稍焦黃，灑上 1 小匙黑胡椒粉。
3. 盛盤將紫高麗菜、白菇墊底，上置牛排即成。

二、香蒜地瓜葉
食材
1. 地瓜葉一小把。
2. 蒜頭 5 粒。
3. 亞麻籽油 1 大匙。
作法
1. 將蒜頭切粗粒。
2. 起鍋加入 1.5 大匙油，將蒜頭爆香。
3. 加入地瓜葉炒，加入 2 大匙水炒熟。
4. 裝盤淋上亞麻籽油，飾以小紅椒即成。

下午茶
下午 4：30 左右若肚子餓可吃半個火龍果，不餓則不吃。

晚餐
黑白木耳櫻桃果露
食材
1. 煮熟黑白木耳 1 杯。
2. 冷凍櫻桃 1 杯。
3. 檸檬 1/4 個（連皮）。
4.. 乳清高蛋白粉 2 大匙。
5. 亞麻仁籽粉 5g。
作法
將以上所有食材加入 500c.c. 純水打成果露。

睡前補充品
1. 蔓越莓稀釋汁 250c.c. 加 7g 洋車前子殼混合立即喝下。
2. 琉璃苣油 1 顆。

第3階段

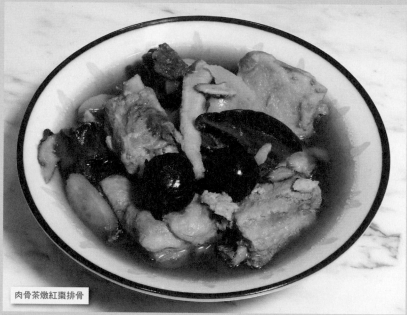

肉骨茶燉紅棗排骨

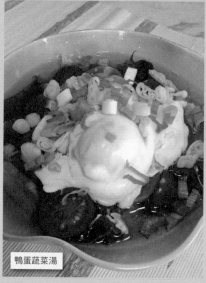

鴨蛋蔬菜湯

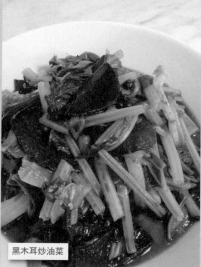

黑木耳炒油菜

吃飽才會瘦

早餐前

1. 250c.c. 稀釋蔓越莓汁加 5-7g 洋車前子殼或鼠尾草籽或亞麻籽粉。
2. 半個檸檬汁加250c.c.熱開水空腹喝下。
3. 1 顆琉璃苣油。

早餐
鴨蛋蔬菜湯
食材

1. 1 個鴨蛋。
2. 海帶嫩芽 2 大匙。
3. 小番茄 5 個。
4. 黑木耳 2 朵。
5. 青蔥 2 支。
6. 雞高湯 3 杯。
7. 青菜 4 葉。

作法

1. 將雞高湯加入 1 杯純水煮開。
2. 小番茄切半，黑木耳切絲加入。
3. 打入鴨蛋。
4. 海帶嫩芽、青菜切段加入。
5. 取大碗，內加 1 小匙白胡椒粉、1 小匙麻油、1 小匙薑黃粉，注入高湯及所有食材。
6. 將青蔥切粗粒灑在上面即成。

早餐後

吃 1 顆綜合維他命，或維他命 B 群或二者都吃。

上午點心

上午 10：30 左右若肚子餓可加半個小木瓜，不餓則不吃。

午餐
一、肉骨茶燉紅棗排骨
食材

1. 豬小排約 200g。
2. 肉骨茶包 1 包。
3. 大紅棗 4 粒。

4. 乾香菇 2 朵。

作法

1. 將香菇泡軟切成小塊。
2. 將香菇及所有其他食材全部放入小盅中，注入約 500c.c. 純水，入電鍋燉約 1 小時。

p.s. 食用時絕對不要再加任何調味料。

二、黑木耳炒油菜
食材

1. 油菜半把。
2. 新鮮黑木耳 2 大朵。
3. 雞高湯半杯。

作法

1. 將黑木耳切成小塊、油菜切段。
2. 起鍋加入黑木耳炒一下，加上油菜，注入雞高湯拌炒即成。

三、十穀米飯 2/3 碗

下午茶

下午 4：30 左右若肚子餓可吃 2 個大棗子，不餓則不吃。

晚餐
黑白木耳奇異果番茄果露
食材

1. 煮熟黑白木耳 1 杯。
2. 紅番茄 1 個。
3. 奇異果（連皮）1 個。
4. 乳清高蛋白粉 2 大匙。
5. 亞麻仁籽粉 5g。

作法

將以上所有食材加入 500c.c. 純水打成果露。

睡前補充品

1. 蔓越莓稀釋汁 250c.c. 加 7g 洋車前子殼混合立即喝下。
2. 琉璃苣油 1 顆。

Day 10

早餐前

1. 250c.c. 稀釋蔓越莓汁加 5-7g 洋車前子殼或鼠尾草籽或亞麻籽粉。
2. 半個檸檬汁加 250c.c. 熱開水空腹喝下。
3. 1 顆琉璃苣油。

早餐

綜合蔬菜羊肉湯

食材

1. 火鍋羊肉片 100g。
2. 鮮黑木耳 2 大朵。
3. 大紅番茄 1 個。
4. 金針菇 1/3 包。
5. 茼蒿菜 4 株。
6. 雞高湯 3 杯。

作法

1. 將黑木耳切塊，番茄切成 8 塊。
2. 將雞高湯加入 1 杯純水煮滾。
3. 加入黑木耳，番茄略煮，再加入羊肉片、金針菇、茼蒿菜煮開。
4. 取一大碗內置 1 小匙麻油及 1 小匙白胡椒粉、薑黃粉，將湯及所有食材注入即成。

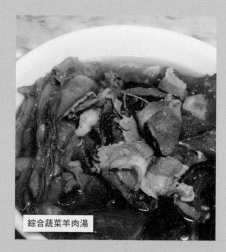

綜合蔬菜羊肉湯

早餐後

吃 1 顆綜合維他命，或維他命 B 群或二者都吃。

上午點心

上午 10：30 左右若肚子餓可加 1 片全麥土司加 1 大匙亞麻籽油。

午餐

一、香草烤鮭魚佐發芽米飯

食材

1. 圓片鮭魚 1 片約 180g 左右。
2. 大蒜 4 顆。
3. 義大利綜合香料、小茴香、乾牛至、巴西里、黑胡椒粉各 2 小匙。
4. 煮熟發芽米飯 2/3 碗。

作法

1. 將所有香料混合，大蒜打碎，抹在鮭魚片上。
2. 放置約 10 分鐘。此時將烤箱以 180℃預熱 10 分鐘。
3. 將魚片再滴一點橄欖油，入烤箱以 180℃烤 25 分鐘至熟取出。
4. 發芽米飯擺盤，上置鮭魚片，淋上 1 大匙烤魚醬汁，裝飾 1 葉紅椒即成。

二、雙色高麗菜芽

食材

1. 綠高麗菜芽 5 顆。
2. 紫高麗菜芽 1/4 顆。
3. 南瓜籽 1 大匙。
4. 白芝麻 1 大匙。
5. 雞高湯半杯。
6. 亞麻籽油 1 大匙。

作法

1. 將綠高麗菜芽 1 顆切成 4 半，紫高麗菜切粗絲。
2. 起鍋加入紫高麗菜絲拌炒，續加入綠高麗菜芽，注入雞高湯煮開，稍蓋鍋燜一下。

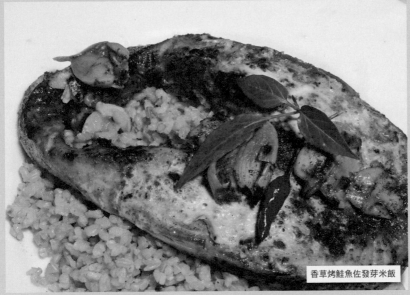

香草烤鮭魚佐發芽米飯

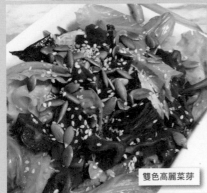

雙色高麗菜芽

3. 取出裝盤，上灑南瓜籽及白芝麻，淋上亞麻籽油。

下午茶
下午 4：30 左右若肚子餓可吃一個小蘋果，不餓則不吃。

晚餐
白木耳草莓鮮果露
食材
1. 大草莓 8 個。
2. 煮熟白木耳 1 杯。
3. 冷凍蔓越莓 2 大匙。
4. 原味優格半杯。
5. 乳清高蛋白粉 2 大匙。
6. 亞麻仁籽粉 5g。
7. 蜂蜜 1 大匙（不嗜甜者可不加）。

作法
將以上所有食材加入 500c.c. 純水打成果露。

睡前補充品
1. 蔓越莓稀釋汁 250c.c. 加 7g 洋車前子殼混合立即喝下。
2. 琉璃苣油 1 顆。

附錄：如何製作各種高湯？

1、雞高湯

食材：雞骨架 2 個、雞腳 4 隻（可加可不加）。

作法：將雞骨架及雞腳入鍋，加入純水蓋過約 1 公分（或 1000c.
c. 純水），先以大火燒開，除去浮沫，加入 1 大匙白醋，再以
小火燉煮約 1.5 小時即成。

冷藏可保鮮約 1 星期，亦可分包冷凍，要用再取。

2、豬高湯

食材：豬大骨約 500g。

作法：將豬大骨入鍋加純水蓋過約 1 公分，或 1000～1200c.c. 純
水，大火燒滾，除去浮沫，再加入 1 大匙白醋，以小火燉煮約 2
小時。過濾取出骨頭。

冷藏可保鮮約 1 星期，亦可分包冷凍，要用再取。

3、蔬菜高湯

食材：紅蘿蔔 2 條、西洋芹 6 根、洋蔥 1 個、青蔥 4 根、白蘿
蔔半條。

作法：將所有食材切小塊入鍋，注入純水約 1500c.c.，煮開後轉
小火，燜煮約 1 小時，過濾除去菜渣即成。

冷藏可保鮮約 1 星期，亦可分包冷凍，要用再取。

第 9 章

玩一場瘦身遊戲

我很年輕時，學插花、教插花、寫插花專欄，把花盆的寫景、枝葉的姿采，搭配一首首的詩，詠出柔情蜜意，多麼有趣！

在我當亞洲包裝皇后的時代，國外媒體說我妙手生花，把創意玩得不亦樂乎。在台視的長期插花節目演出時，導演也笑稱我是節目中唯一從不 NG 的，因為我很自在，我在「玩」。

即使在講授管理課程，我也把故事說得興味盎然，嚴肅的課題卻不枯燥乏味，因為，任何項目、主題都可以「玩」。

寫這本書的過程中，我記錄每餐的日常飲食，陽光灑進屋來，趕快做好菜，搬到小陽台上，拍下美麗多彩的畫面，開心地把它吃掉，書中的食譜就是這樣來的。我玩做菜、玩拍照，也玩穿小號舊衣裳，多麼有趣的瘦身遊戲！

這是一段長達一年的旅程，如果你太嚴肅了，把它搞得痛苦不堪，你一定無法持之以恆，如果它是一個開心快樂的遊戲，你一定樂此不疲。有的人說：「妳的毅力很堅強！」決心與毅力只是起步，要持之以恆融入生活，就必須讓它趣味橫生，讓你

喜歡甚至愛上它。

我們從改變開始，探索、尋求強烈的動機，然後建立目標，執行每日的任務，你也學會了尺寸衡量的重要，並認真記錄，寫日誌，對於如何吃飽飽又能瘦身，相信已具專業水準，也給自己很好的「便育」了，看了我設計的三階段食譜，很多人不敢相信，「吃這麼豐富也會瘦？」但你一定開心不已，這麼多美味又美麗的食物，怎麼捨得不好好瘦身呢？

趁著這個調整的階段，革除循環減肥的噩夢，好好建立一生受益的好習慣，落實在日日的生活中，你就成功了。

以下的瘦身管理黃金守則，希望你也愛上它們，並持之以恆。
1、吃完食物立即嗽口，並在十分鐘內刷牙，以牙線清潔牙縫。
2、夜間絕不吃宵夜，晚上八點以後禁食，只喝純水。
3、拒絕零食，尤其是油炸物及甜食。
4、不喝碳酸飲料、甜的綜合果汁、可樂等。
5、不喝酒精飲料（包括啤酒及其他酒類）。
6、用完餐後立即清洗碗盤，不但養成衛生習慣，並可減卡路里。

7、吃飽飯後散個步，不立刻坐下來。

8、晚上十一點以前就寢、不熬夜，睡足八小時。

9、一定要吃均衡的早餐（含蛋白質、澱粉、油脂），而且每天都吃。

10、不吃家中吃不完的剩菜。

11、每天要喝足夠的純水（2500c.c. ～ 3000c.c.）。

12、每天量體重並做記錄。

13、每天寫飲食心情日誌。

14、最好維持每天走路三十分鐘的運動。

15、養成每天排便三次的好習慣。

16、心情愉快，生氣不超過十分鐘。

17、愛自己、欣賞自己，感激、感恩愛你的人，並告訴他們。

我已經看到你燦爛的笑容了，好好玩一場瘦身遊戲吧！我等著看到年輕、健康，又快樂的你呢！

擁抱你的幸福人生開始嘍！ Let's go ！

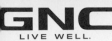

全球最大保健食品連鎖專賣店

綠色保健 體內再淨化

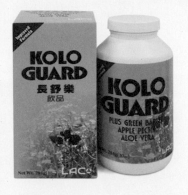

乳酸菌、果寡醣、纖維質及
綠色草本配方，幫助排便順暢。

LAC長舒樂飲品
284克/原價$1290

GIM傲勝國際集團子公司　☎客服專線 0800-050-668　🌐www.gnc.com.tw

---

beurer 德國博依【時尚設計師】家飾系列

超薄玻璃體重計《彩紋普普風》

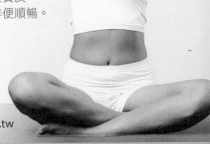

產品型號：GS 27

產品介紹：
《彩紋普普風》的鮮豔風格，
讓體重計成為您家中的時尚收
藏。並附同款花色浴巾，更增
添日常生活的搭配美感。

附同款花色浴巾

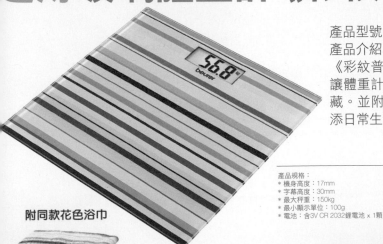

產品規格：
* 機身高度：17mm
* 字幕高度：30mm
* 最大秤重：150kg
* 最小顯示單位：100g
* 電池：含3V CR 2032鋰電池 x 1顆

* 省電裝置：量測完畢數秒後自動關機
* 量測面板尺寸：30 x 30cm
* 單位切換：kg / lb / st
* 開機方式：震動開機
* 保固期：二年

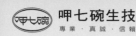
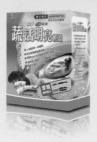
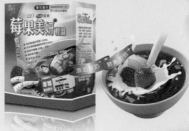

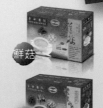
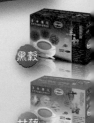

LOCUS

LOCUS

LOCUS

LOCUS